Zunehmend suchen Eltern Alternativen zur Schulmedizin für ihre Kinder. Und immer häufiger finden sie hierbei zur Homöopathie. Denn diese Medizin behandelt nicht nur Symptome, sondern sie betrachtet den ganzen Menschen. Der homöopathische Arzt fragt ganz genau nach dem Kind, seinem Wesen und seinen Krankheitsäußerungen. Dann versucht er, die hinter der Krankheit stehende Idee herauszufinden und mit Hilfe seiner Medizin zu beeinflussen. Das erklärt der Autor anschaulich im ersten Teil seines Buches.

Wie die einzelnen Heilmittel funktionieren und bei welchen Krankheiten im Alter von 0 bis 15 Jahren sie angewandt werden, findet sich im zweiten Teil. Mit den übersichtlichen tabellarischen Überblicken und den kurzgefaßten Leitsymptomen können Eltern die Krankheiten ihrer Kinder besser verstehen und in vielen Fällen selbst homöopathische Mittel anwenden.

Auch in Notfällen und für eine Reiseapotheke weiß das Buch Rat.

Dr. med. *Walter Köster*, Jg. 1951, studierte Medizin und Philosophie und war anschließend viele Jahre als Schulmediziner tätig. 1988 gab er seine Praxis ab, um sich der Forschung über Homöopathie zu widmen. 1991 eröffnete er eine homöopathische Praxis in Gelnhausen. Er hat mehrere Bücher zum Thema Homöopathie veröffentlicht, hält Vorträge auf internationalen Kongressen und arbeitet als Aus- und Fortbilder. Walter Köster ist Vater von drei Kindern.

Anregungen und Kritik bitte an folgende Adresse: Büro für wissenschaftliche Publizistik Dr. Horst Speichert, Teutonenstraße 32 b, 65187 Wiesbaden. Hier erhalten Sie auch gegen Voreinsendung eines frankierten DIN-C6-Umschlags einen Prospekt der Reihe «Mit Kindern leben».

0611/84 15 13

Walter Köster

Kranke Kinder
homöopathisch heilen

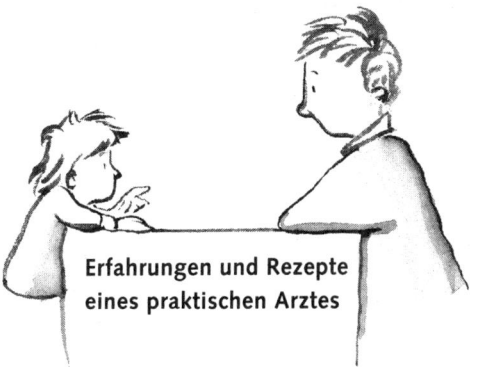

**Erfahrungen und Rezepte
eines praktischen Arztes**

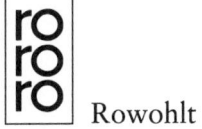

Rowohlt

rororo Mit Kindern leben
Herausgegeben von Bernhard Schön und Horst Speichert

Redaktion: Bettina Mähler

*Dem kranken Kind gewidmet
von einem Arzt, der das Glück hatte,
für sich und für es die Homöopathie zu entdecken*

Originalausgabe
Veröffentlicht im Rowohlt Taschenbuch Verlag GmbH,
Reinbek bei Hamburg, September 1996
Copyright © 1996 by Rowohlt Taschenbuch Verlag GmbH,
Reinbek bei Hamburg
Umschlaggestaltung Peter Wippermann / Jürgen Kaffer /
Büro Hamburg (Foto: BAV, Helga Lade Fotoagentur)
Illustrationen von Tobias Borries, Offenbach
Alle Rechte vorbehalten
Satz Sabon PostScript, QuarkXPress 3.31
Gesamtherstellung Clausen & Bosse, Leck
Printed in Germany
1290-ISBN 3 499 60151 6

Inhalt

Vorwort

Wunder geschehen nie im Widerspruch zur Natur,
sondern nur im Widerspruch zu dem,
was wir von der Natur wissen .   (Augustinus)

Ich habe die Homöopathie nicht gesucht. Eher könnte man sagen, daß mich die Passion für diese Heilmethode unausweichlich ergriffen hat. Als Arzt in einer großen Allgemeinpraxis mit einer Helferinnenkolonne und breiten technischen Möglichkeiten war ich gut ausgelastet. Ich hätte diese Medizin mit chemischen Arzneimitteln sicher weiter betrieben, wäre ich nicht so unzufrieden darüber gewesen, daß ich zusehen mußte, wie ich meine großen und kleinen Patienten nur scheinbar heilte oder gar nur ins Siechtum begleitete. Auch die Verwendung noch so sorgfältig ausgewählter Arzneimittel konnte meinen ersehnten Anspruch nicht befriedigen, Kranke wirklich dauerhaft zu heilen. Gerade bei der Behandlung von Kindern mit Antibiotika wurde mir immer unwohler, da ich oft nur erreichte, daß sich deren Infektionen immer häufiger wiederholten, ohne daß sie dauerhaft gesundeten.

So sah ich mich nach weiteren Möglichkeiten um, die mir ans Herz gewachsenen Patienten zu heilen. Als erstes packte mich die Faszination von Akupunktur und chinesischer Medizin. Rastlos suchend, reiste ich Wochenende für Wochenende von Kurs zu Kurs, dann für Wochen nach Wien, schließlich nach Peking. Was ich hiervon mitbrachte, war das Wissen, daß es noch andere Möglichkeiten gab zu heilen sowie ein ganz anderes Denken über Krankheiten, das ich auch mit meinem Buch «Spiegelungen zwischen Körper und Seele» verarbeiten und weitergeben wollte.

Nun glaubte ich, immer mehr über die Hintergründe der Krankheiten zu verstehen. Ich suchte aber noch eine darauf basierende Heilmethode, deren Erfolge mich insgesamt befriedigen konnten. Ich wollte eine Gewißheit haben zu heilen. Da stieß ich auf die Homöopathie. Erstaunlicherweise schien ihr Denken dem der alten Chinesen gar nicht unähnlich, obwohl sie erst vor zweihundert Jahren, und zwar in Deutschland, entstanden war. Also erlernte ich das Basiswissen Samuel Hahnemanns, des Entdeckers der Homöopathie. Auch hier waren meine Erfolge anfangs gering. Doch stellte ich fest, daß sich die Heilungen mit fortschreitendem Wissen und Verstehen der Homöopathie häuften. Andererseits erschien mir gerade dies zunehmend unglaublich, da diese Heilmethode mit Verdünnungen arbeitet, in denen nachweislich kein Wirkstoff mehr enthalten ist. Ich sah mich mit einer Realität konfrontiert, die anomal erschien und die offenkundig nicht vereinbar war mit den Vorstellungen, die ich an der Universität entwickelt hatte. Und doch funktionierte sie tagtäglich. Ich stand an einem Scheideweg, wie viele andere vor, mit und nach mir. «Wenn ein solcher Konflikt hart und intensiv erlebt wird, dann wirkt er in entscheidender Weise zurück auf unsere Gedankenwelt», hatte ich bei Einstein gelesen. Tatsächlich traf mich die Erkenntnis der überraschenden Wirkung der Homöopathie mit unglaublicher Wucht, und so hätte ich sie verleugnen müssen, wenn ich nicht meine Gedankenwelt umordnen wollte.

Ich zog die Konsequenz, verkaufte meine damalige Praxis und nahm mir einige Jahre Zeit, meine Gedankenwelt der neuen Realität anzupassen. Ich beschäftigte mich mit allem, was den Menschen in seiner Entwicklung zu erkennen sucht, auch mit der Psychologie, vor allem der Carl Gustav Jungs, und mit der Philosophie der theoretischen Physik. In stundenlangen Gesprächen mit Patienten versuchte ich gleichzeitig herauszufinden, was in ihnen vorging, wenn sie krank wurden und waren, und wo und wie die Homöopathie wirkte. Dabei kristallisierte sich langsam und schrittweise ein Bild heraus, das ich immer wieder am Patienten überprüfte, um sicherzugehen, ob das Gefundene auch der sonderbaren Natur der Homöopathie entsprach. Ich stelle Ihnen das Ergebnis in diesem Buch vor.

In diese Phase fiel die Geburt meines Sohnes Raffael. Er zeigt mir bis heute, wie lebendig und geradlinig Kinder sich entwickeln können, wenn sie homöopathisch behandelt werden. Eva, die zwei

Jahre später zur Welt kam und an einer Neurodermitis litt, konnte von diesem Leiden befreit werden. Ein erneuter Schub mit vier Jahren, zunächst leider mit Salben erfolglos behandelt, klang mit der Gabe eines einzigen Kügelchens ohne Wiederholung ab. Tamina schließlich kam trotz eines in der 18. (!) Schwangerschaftswoche erfolgten Blasensprunges erst in der 36. Schwangerschaftswoche gesund zur Welt, ohne jedes Antibiotikum. In der 35. Schwangerschaftswoche konnte durch die Gabe eines einzigen Kügelchens Sepia die Entbindung nochmals um eine Woche aufgehalten werden, obwohl die Geburt bereits in vollem Gange war; zur großen Überraschung des behandelnden Klinikchefs zog sich der Muttermund wieder von 4 cm auf 1 cm zusammen. Taminas spätere, ohne das korrekt gewählte homöopathische Heilmittel wochenlang dauernde Darmprobleme waren mit der Gabe des richtigen homöopathischen Heilmittels innerhalb von Minuten verschwunden.

Unerläßlich ist mir die Begleitung meines Lebens durch Maretta geworden, die sich mit ihrer künstlerischen Intuition wunderbar einfinden kann in die Seele der Kinder. Ich habe viel durch sie erfahren dürfen. Unsere täglichen Gespräche drehen sich immer wieder um die Homöopathie, von ihrem Alltag bis zu ihrer philosophischen Konsequenz.

So habe ich gelernt, mit dem «Wunder» der Homöopathie zu leben. Es ist zum Alltag zu Hause wie in der Praxis geworden. Dennoch haben wir homöopathischen Ärzte keineswegs immer Erfolge. Allzu viele Fragen sind noch offen, unser Wissen ist noch sehr begrenzt. Jeder Patient stellt uns vor eine neue Aufgabe. So geht die Forschung weiter und muß weitergehen. Für mein ursprünglich so revolutionär klingendes Denkmodell der Homöopathie habe ich auf internationalen Kongressen viel Beifall geerntet. Auf manchen Ärzteseminaren ist es fast schon als klassisch akzeptiert worden. Es ist mir ein großes Anliegen geworden, andere Ärzte in Homöopathie auszubilden. Die Homöopathie ist Teil der Schulmedizin geworden, wozu viele Ärzte beigetragen haben. So habe ich in diesem Buch die bisher alleinige Schulmedizin, die nach chemischen Wirkprinzipien arbeitet, als die chemische Medizin bezeichnet. Doch dies sind nur erste Schritte. Die nächsten Jahre versprechen ein revolutionäres Umdenken in der Medizin durch die Erfolge der wunderbaren alten Heilmethode Homöopathie. Unsere Kinder werden es uns danken.

Teil 1: **Homöopathie verstehen**

Wer ist krank – der Bauch oder das Kind?
Die Unterdrückung

Eltern können ein Lied davon singen. Ihr Kleines hat Bauchschmerzen, mitten in der Nacht, unübersehbar oder besser: unüberhörbar! Es schreit schon, wenn nur die Bettdecke den Bauch berührt. Und der Bauch schreit mit, laut rumpelt er sein Geschäft in sich herum, als wäre er eine Waschmaschine. Wer wollte da ruhig bleiben? Also bekommt das Kind Tropfen und Zäpfchen, bis sich die Unruhe legt und auch die Eltern ihren Schlaf finden.

Doch hält die dadurch vergönnte Ruhe nicht allzu lange an. Kaum ebbt die Wirkung der Arznei ab, schon beginnt das Lamento aufs neue. Wieder versuchen die Eltern, die arge Strapaze geduldig mit zu ertragen. Schließlich vernehmen sie aus dem Kreise ihrer Freunde, daß es denen nicht anders ergehe. Das eine Kind hustet immer wieder, die Abstände von Bronchitis zu Bronchitis werden sogar immer kürzer, seine größere Schwester kommt nicht umhin, zum dritten Mal einen Hautarzt zur Entfernung ihrer Warzen aufzusuchen, und deren Neffe muß zweimal täglich eingecremt werden, weil er an Neurodermitis leidet. Wie gut, daß es diese Heilmittel gibt, denkt die Mutter spontan.

Doch dann werden die Eltern nachdenklich. Heil-Mittel sollten zum Heilen dasein, doch was tun diese Arzneien? Die Mittel, die sie kennen, nehmen die Beschwerden zwar für einige Zeit weg. Doch dann tauchen die Symptome oft unvermittelt wieder auf, woher auch immer. Jedenfalls scheinen diese Arzneien mehr die Krankheit in Schach zu halten als die Kinder zu heilen. Denn heilen hieße doch, daß das Kind nicht nach kurzer Zeit wieder am gleichen litte! Es scheint, als sei nur der Schmerz verdrängt oder die Unruhe kaschiert, die Warze nur vordergründig entfernt, das Kind aber eigentlich nicht besser dran als zuvor.

Das erinnert die Eltern an das Kind der Nachbarin; es muß bei jedem Halsinfekt ein Antibiotikum, ein für Bakterien tödliches Gift, schlucken, das ihm tatsächlich rasch die Beschwerden wegnimmt. Doch in schöner Regelmäßigkeit braucht das Kind bereits nach wenigen Wochen das Antibiotikum erneut, da der Hals schon wieder entzündet ist. Ist aus dieser Sicht das Gift Antibiotikum wirklich ein Heil-Mittel für Menschen? Ist es nicht vielmehr nur ein Bakterienmittel, das winzige Erreger tötet, doch das kranke Kind auf diese Weise gar nicht behandelt? fragen sich die Eltern.

Dieses Kind erscheint ihnen plötzlich wie eine Erde, auf der sich eine Schlacht abspielt zwischen dem Kampfgift Antibiotikum und den Bakterien. Nun wundert es sie nicht mehr, daß es dem Kind danach oft nicht wirklich besser geht. Es sieht nach diesem Krieg gegen Bakterien eher wie ein «Nachkriegskind» aus, wie ein «verseuchtes Land», kränklich, schwächlich, sehr anfällig. Anfällig aber war es ja schon vor diesem Krieg gewesen, sonst hätte nicht es als einziges zusammen mit einem anderen Kind diese Infektion bekommen. Andere Spielgefährten hatten sich nicht angesteckt. So mußte es also schon vor der Infektion gerade diesen Bakterien einen Schwachpunkt geboten haben. Anstatt nun diese spezielle Schwäche zu behandeln, hatte das Antibiotikum zwar zunächst die Lage scheinbar geklärt, indem es die bakteriellen Feinde «ermordete», aber langfristig schadete es offensichtlich, denn es überließ das kränkliche Kind schon bald einem neuerlichen Infekt, ohne es davor gewappnet zu haben. Ein heilendes Mittel war es also nicht gewesen. Wie sollte auch ein alle paar Wochen oder Monate geführter Krieg heilen? Wie schrecklich, meint der Vater zu diesem Beispiel, wenn man es in der Politik genauso machte; ein Krieg sollte doch höchstens dann geführt werden, wenn alles andere versagt hat. Der Mutter mißfiele selbst dann der Krieg; sie denkt an die Erzählungen ihrer Eltern und an die grausamen Fernsehbilder aus Vietnam, Irak oder Jugoslawien. Ihr Vater hatte einmal dazu gesagt: «Wenn ein Krieg ausbricht, hat man die vielen Chancen, ihn zu verhindern, vorher übersehen und verschlafen.» Warum hatten die Parteien nicht miteinander geredet, als noch Zeit dafür war? Man müßte den Hintergrund des Krieges ins Visier nehmen und beide Parteien beeinflussen können! Man sollte auf das, was sie trennt, einwirken können, damit es keinen Grund mehr gäbe zum Kriegführen!

Während dieser Gedanken sitzen sie auf einer Bank am Spielplatz und schauen dem lustigen Treiben der Kinder zu, die rutschen und Sandburgen bauen. «Schau, Papa, guck, Mama, wie das Auto da runterfahren kann!» Die Eltern lehnen sich entspannt zurück. Bis plötzlich der kleine Jonas die Elke wegstößt. Er schreit, seine Wut ist ihm ins Gesicht geschrieben. Sie haben den Vorgang genau beobachtet. Jonas hatte eine Linie im Sand gezogen, als Grenze, und Elke war darauf getreten. Vielleicht hatte sie gar nicht gewußt, daß dies aus der Sicht von Jonas eine Grenze sein sollte – jedenfalls herrscht nun Krieg zwischen den beiden, denn Elke hat anschließend den Jonas geohrfeigt, und der schlägt natürlich zurück.

Die Eltern könnten nun kurzen Prozeß machen. Sie könnten Elke zur Schuldigen erklären, weil sie Jonas' Territorium mißachtet hat, und sie aus dem Sandkasten verbannen, vielleicht sogar schlagen. Diese rabiate Vorgehensweise entspräche einem Antibiotikum, das die Bakterien kurzerhand vergiftet. Die Eltern aber wissen, daß eine so gedemütigte Elke bei einem nächsten Konflikt gewiß noch aggressiver wäre. Ein Krieg macht schließlich keinen Freund aus dem Nachbarn, sondern einen noch wütenderen Feind. Das entspricht der Beobachtung, daß Bakterienkolonien ebenfalls eher aggressiver reagieren, nachdem sie mit Antibiotika mißhandelt worden sind – denn die aggressivsten von ihnen haben überlebt. So will die Mutter lieber mit Jonas reden und ihm klarmachen, daß Elke ihren «Angriff» nicht mit Absicht gegen ihn unternommen hat. Elke hat ganz offensichtlich einfach einen Schwachpunkt von Jonas erwischt, denn immer wieder gibt es Streit, wenn Jonas meint, daß ihm jemand etwas wegnehme.

Der Schwachpunkt ist hier also der Vater des Krieges. Während die Kinder wieder in Frieden spielen, diskutieren die Eltern darüber, daß es so etwas auch bei der Behandlung der Krankheit geben müßte. Ein wirkliches Heil-Mittel, meint die Mutter, müßte nicht die scheinbar angreifenden Bakterien immer wieder «wegbomben», sondern den Schwachpunkt des kranken Kindes behandeln. Der Vater denkt an einen Regierenden, der sein Land so ausgewogen und weise ohne einseitige Unterdrückung regierte, mit allen kommunizierend, daß Krieg und Diktatur keinen Nährboden fänden. Wäre Hitler an die Macht gekommen ohne die Krisen der dreißiger Jahre, schießt es ihm durch den Kopf?

Wenn man nur dem kranken Kinde seinen Schwachpunkt nehmen könnte, der Bakterien und Viren zum Kampf ermutigt! Das Kind selbst und seine spezielle Schwäche gilt es zu behandeln. Dann soll es nicht nur eine Schlacht gewinnen, sondern den Krieg beenden und sich langfristig wohler fühlen und gesünder sein. Ein Heilmittel sollte das Kind heilen, es möglichst «ganz» machen, auf daß es viel weniger angreifbar wäre.

Dieses heilende «Ganzmachen» sollte möglichst alles mit einbeziehen – wie ein weiser Lenker eines Staates das «ganze Land» –, also nicht nur den Hals, nicht nur den Bauch, sondern alles, eben das ganze Kind. Allzu leicht könnte man sonst nur eine einzelne Stelle kurieren, ohne zu berücksichtigen, daß die Krankheit in anderem Kleid und mit anderem Gesicht andernorts wieder auftauchen kann, wie eine nicht an der Wurzel der Entstehung behandelte, sondern lediglich militärisch unterdrückte Guerillabewegung. Allzu leicht könnte sonst aus einer Angina nach einer Mandeloperation eine Bronchitis werden, und eine Neurodermitis könnte unser Kind fortan als Asthma quälen. Dieses innere Verschieben von Krankheiten durch Unterdrückung nennt man «Verdrängen». Nicht nur die Homöopathen, auch die alten chinesischen Ärzte untersuchten und beobachteten dies sehr eingehend, wie ich in meinem Buch «Spiegelungen zwischen Körper und Seele» (1993) erläutert habe.

Unsere Eltern wollen ihrem Kind diesen Krieg ersparen; sie gehen zu einem erfahrenen homöopathischen Arzt. Sie haben gehört, daß Homöopathen versuchen, das Ganze zu bedenken und das Kind selbst zu behandeln und nicht in erster Linie die Bakterien, den Pilz oder das Virus. Sie hoffen, daß er wie ein weiser Staatslenker nach den Wurzeln des Konflikts sucht. Er sollte imstande sein, «das Feuer und nicht den Rauch zu löschen», wie es schon der berühmte Arzt Paracelsus forderte. Vielleicht sollte er sogar nicht einmal das Feuer löschen müssen, weil er bereits den Brand zu verhüten weiß? Wo wird er dann anfangen?

Warum ist das Kind krank? Das Krankheitsbild

Die Eltern suchen nach einem Arzt oder einer Ärztin, auf deren Schild ausdrücklich das Wort «Homöopathie» steht; diese haben eine lange Ausbildung hinter sich. Sie haben als fertige Ärzte noch zusätzlich mehrere Jahre studiert, um die Homöopathie neben der chemisch behandelnden Medizin wirklich zu beherrschen, und sie lernen dafür immer weiter.

Wie andere homöopathische Ärzte habe ich erfahren, daß beim «Heilen», also dem «Heil-Machen», alles, der ganze Mensch in Betracht zu ziehen ist. Ich versuche zu bedenken, wie gefährdet ein Staatslenker ist, der in seinem Reich wichtige Teile oder Probleme, und sei es auch nur die Müllabfuhr, vernachlässigt. Daher versuche ich möglichst viel von meinem Patientenkind wahrzunehmen.

Dazu brauche ich vor allem Zeit, viel Zeit. Ich höre mir alles an, was dem Kind und dessen Eltern auffällt. Dann frage und schaue und frage und schaue ich, möglichst alles will ich über die Probleme des Kindes erfahren. Wo, wann, wie, warum tauchen die Beschwerden auf? Leidet es an Bauchschmerzen? Dann will ich alles wissen, was mit dem Bauch zu tun hat: Wann sind die Bauch-

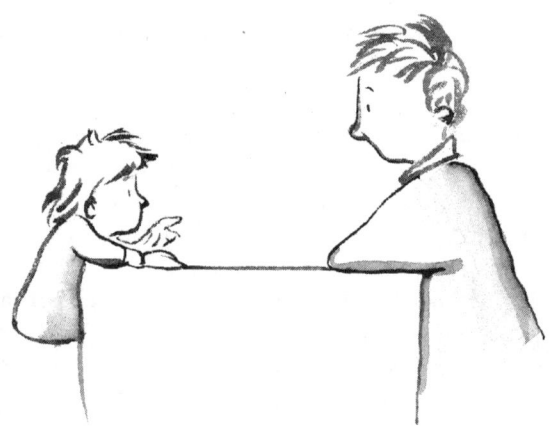

schmerzen aufgetreten? Hat sich das Kind dabei gekrümmt? Verlangt es eine Wärmflasche? Ist der Bauch aufgetrieben? Gehen Blähungen ab? Beeinflußt das den Schmerz? Wie sieht der Stuhl aus? Riecht er auffällig? Wird der Po dabei wund? Und so weiter.

Doch nicht genug damit, mich interessiert mehr als der Bauch. Ich will ja das ganze Kind behandeln und nicht nur den Bauch. Ich fürchte, daß sonst womöglich ein Ohrenschmerz den des Bauches ersetzen könnte, und solche Verdrängung will ich unbedingt vermeiden, denn ich will heilen, wenn es nur irgend möglich ist. Also frage ich nach allen weiteren Beschwerden, die aufgefallen sind, auch scheinbaren Lappalien wie Fußwarzen oder vermehrtem Ohrenschmalz.

Schließlich frage ich auch noch nach der Vorgeschichte. Litt das Kind an Milchschorf? Wie war die Reaktion auf das Abstillen? Schläft es durch? Gab es wiederholte Krankheiten wie eine immer wiederkehrende Angina?

Auch was sich seelisch tut, interessiert mich. Ist das Kind aufgedreht, ist es auffällig lustlos, ist es zur Zeit merkwürdig eigensinnig, zeigt es Eifersucht? Vor allem bei länger dauernden oder schweren Erkrankungen gehe ich hier in die psychische Tiefe. Gab es einen lähmenden Schreck bei einem Unfall, einen schwelenden Streit in der Familie, einen Todesfall, einen erniedrigenden Konflikt mit einem Lehrer oder sonst ein Ereignis oder eine länger anhaltende Situation, die das Kind belastete? Fiel das zeitlich mit der Krankheit zusammen? Gab es sonst etwas Auffälliges in seinem Seelenleben? Ich will erfahren, wie das Kind generell auf Konflikte reagiert, und frage daher auch nach Ereignissen, die scheinbar ohne Bezug zur Krankheit stehen. Denn ich möchte und muß das Kind kennenlernen, nicht nur dessen Krankheit. Denn das ganze Kind will ich behandeln.

Und natürlich frage ich nach der vorausgegangenen Behandlung, um nach medikamentöser Verdrängung zu fahnden. Ist es ein antibiotisches «Nachkriegskind»? Gab es bei den Impfungen irgendwelche Reaktionen?

Schließlich werde ich bei langwierigen Krankheiten oder immer dann, wenn ich trotz aller Mühen in der Behandlung nicht weiterkomme, nach den allerfrühesten Daten forschen, nach Schwangerschaft und Geburt, um herauszufinden, ob etwa bereits in diesem frühen Stadium eine Schwächung des Kindes provoziert worden sein könnte. Schließlich frage ich noch nach schweren Erkrankungen der Vorfahren. Ist die Krankheit vielleicht Ausdruck einer familiären Schwäche?

Bis zu zwei Stunden dauert so ein eingehendes Gespräch. Die Eltern sind erstaunt darüber, daß sich soviel medizinisch Interessantes über ihr Kind erfahren läßt. Erst nach einer solch eingehenden Befragung kann ich mir wirklich ein Bild machen, das Krankheitsbild. Genaugenommen müßte ich es das Krankenbild nennen, denn es ist das Bild des kranken Kindes und nicht nur das seiner Krankheit; doch hat sich der Begriff des *Krankheitsbildes* eingebürgert. Ich versuche, nicht die Krankheiten der Kinder homöopathisch zu heilen, sondern natürlich die Kinder selbst.

Den Körper oder die Seele heilen?
Krankheit als Funktion

Wie ein Detektiv taste ich mich an das Krankheitsbild heran. Was wohl als letzter Grund die Krankheit ausgelöst haben mag? Zwar begegne ich immer wieder Hinweisen auf die Richtung, aus der die Krankheit gekommen sein könnte. Doch die letzte Ursache zu finden, ist gewiß ein unerreichbares Ziel. Warum erleidet jenes Kind gerade jetzt einen Neurodermitisschub? Und warum ist ebendieses Kind behindert? Fragen und Nachfragen, deren Antworten ich mich letztlich nur versuchsweise nähern kann. Bei weiterem Hinterfragen grenzt hier die Medizin an die Philosophie.

Hier darf ich nicht ins Schwimmen geraten. So halte ich mich zunächst strikt an das wirklich Faßbare der Krankheit. Und das sind eben nur ihre Symptome. Von diesen aus führen mich immer noch genügend Auffälligkeiten auf die Spur der hintergründigen Krankheitsursache. Dabei vermischen sich häufig unübersehbar deren seelische und körperliche Aspekte. Wenn ein Kind an Durchfall morgens vor der Schule leidet, im Volksmund also «Schiß» vor der Schule hat, oder wenn es kalte Füße bekommt, weil es Angst vor dem großen Hund hat, oder wenn es vor lauter innerem Perfektionsdruck keine Luft mehr herauszubekommen scheint und asthmatisch pfeifend auszuatmen beginnt, oder wenn der Bauchschmerz im Kinderzimmer gemeinsam mit dem neuen Schwesterlein auftaucht, immer dann läßt sich die Trennung von Körper und Seele nur noch willkürlich aufrechterhalten. Ich fahnde daher nach Auffälligkeiten in beiden Bereichen, ich gehe von einer Einheit aus, schaue nach dem Ganzen, dem ganzen Kind.

Das Gemeinsame verdeutlicht mir auch der Haut-aus-schlag eines Kindes, das damit «aus-schlägt» in einer Phase, in der es sich offenkundig nicht traut, seine Aggression gefühlsmäßig zu leben. Dann scheint im Körper das auszuschlagen, was im seelischen Bereich verwehrt und blockiert wird. Der Körper scheint hier etwas für die Seele zu tun, in deren eigener Art und Funktion, als wolle sich etwas im Körper ausdrücken, das anscheinend der Seele entsprungen ist. Nicht selten entsprechen sich der körperliche und der sprachliche Ausdruck. Manches Kind weist mich bereits durch seine unbewußt aggressive Wortwahl – das Medikament hat «hingehauen» statt «gewirkt» – auf eine unterdrückte Aggression hin. Sogar in scheinbar rein körperlichen Krankheiten lassen sich seelische Bilder erkennen, oft unbewußt in der Zweideutigkeit der Sprache, z. B. wenn das ohrenkranke Kind etwas nicht mehr hören kann – vielleicht den Streit der Eltern? Oder wenn Schluckschmerzen in einer Lebensphase auftreten, in der Neues zu schlucken schwerfällt. Trotzdem sind diese Krankheiten unzweifelhaft körperlich.

Wie aber kommt es, daß offenkundig seelische Abbilder im Körper landen? Ohren, Bauch und Schlund sind doch Teile des Körpers und nicht der Seele. – Gewiß kennen Sie «Bilder, die aus der Seele kommen», wenn Sie morgens erwachen und von Träumen zu berichten wissen, die Sie dann wie ein Puzzle zu enträtseln versuchen. Psychologen meinen, daß ein Teil der Seele, der uns nicht bewußt ist und deshalb das *Unbewußte* genannt wird, in den Träumen Bilder malt, die im Bewußtsein erscheinen wie eine Botschaft oder ein Brief aus diesem Unbewußten. Sollten die Bilder, die wir in den Krankheitsbeschwerden erkennen, ebenfalls dieser Quelle entspringen?

Hat Krankheit einen Sinn?
Das Unbewußte produziert Bilder

Auch unsere Sprache zeigt in ihren reichen psychischen Bildern über körperliche Beschwerden den Einfluß des Unbewußten, denken Sie nur an den «Hexen»-Schuß, den «Stein im Magen», die «überlaufende Galle», den Ausdruck «jemandem etwas husten wollen», wenn er dies oder das nicht endlich tue, oder an die «Laus, die über die Leber läuft». Wer ist das Unbewußte, dieses sonderbare Aktive im Hintergrund? Offenkundig sind in diesem Bereich der Seele die großen Urkräfte der Menschheit zu Hause, das Mutter-Sein ebenso wie das Bild des Helden, das für den Mut steht, oder das Bild des Feuers als Symbol für die verzehrende Kraft der Leidenschaft. Sie scheinen dem Gesunden seine Lebenskraft zu verleihen. Doch dann, wenn sie im Leben so schwer zum Zuge kommen wie bei einer mühsam unterdrückten Eifersucht auf ein Schwesterchen, können sie offenkundig ihren Impuls auch einer Krankheit widmen. Dann entstehen zum Beispiel Ohrenentzündungen, die Antibiotika dann typischerweise nicht besiegen, höchstens eine Zeitlang verdrängen können.

Mit diesen unbewußten Parteien, den symbolhaften Urkräften, will ich doch lieber in irgendeiner Form «reden», als Bomben auf ihre Werke zu werfen. Wie aber komme ich ihnen näher? Aus den Träumen kenne ich manche *Symbole* wie beispielsweise das Feuer. Kann ich sie nicht auch in körperlichen Symptomen entdecken? «Brennt etwas auf der Pelle», wenn das Ekzem brennt, typischerweise vielleicht in der Nacht, der Zeit des Unbewußten? Dann hätte ich damit offenkundig einen Schlüssel zu einem hintergründigen Land zwischen Körper und Seele entdeckt, in dem sich die Grenze zwischen beiden bis zur Unkenntlichkeit zu verwischen scheint. Sollten diesem Land der Urkräfte etwa die Impulse entspringen, die eine Krankheit immer wieder von neuem erstehen lassen, wenn sie nur oberflächlich verdrängt worden ist, wie die weggeätzten Warzen oder der antibiotisch behandelte Husten? Dann will ich hier dem Feuer der Krankheit die Nahrung nehmen, statt immer wieder aufs neue nur «Rauch zu löschen». Statt nur Bakterien zu töten, müßte sich dann der Grund ebenjener Schwäche des Kindes heilen lassen, durch die es erst dazu neigt, an den Bakterien zu erkranken. Dazu muß ich aber herausfinden, in welchen der zahlreichen Angaben und Daten, die ich von dem kranken Kind aufgenommen habe, sich dieser hintergründige und bewußt ungelebte Impuls, diese verborgene Neigung verbirgt. Wie kann ich aus diesem Zwischenreich zwischen Körper und Seele etwas Greifbares herausarbeiten?

Warum reagiert das Kind so eigenartig?
Die Leitsymptome

Das Unbewußte, dieser unbekannte, dunkle Teil der Psyche, in den so schwer Licht hineinzubringen ist, erscheint aus der Sicht des Bewußtseins eher fremd- und eigenartig, auch sonderbar. Wenn etwas hieraus hervorginge, müßte es als merkwürdig auffallen.

Diese Überlegung entspricht genau der Forderung des Entdeckers der Homöopathie, Dr. Samuel Hahnemann, daß der homöopathische Arzt «fast einzig die auffallenden, sonderlichen, ungewöhnlichen und eigenheitlichen» Beschwerden ins Auge zu fassen habe.

Genauso gehe ich vor. Ich beachte fast nur Beschwerden, die wegen ihrer Sonderbarkeit als merkwürdig (wörtlich: zu merken würdig) auffallen. Diese eigenartigen Symptome sind für mich die

Leitlinie, deshalb heißen sie *Leitsymptome*, die mich zum richtigen Medikament leiten sollen. Ein Beispiel:

Der sechsjährige Thomas näßt noch jede Nacht ein. Das ist nicht dramatisch, aber Thomas wäre dieses Problem doch sehr gern los. So kommt er mit seiner Mutter in die Sprechstunde. Er erzählt mir, daß sein Urin gelb sei und daß er morgens nach dem Frühstück sein großes Geschäft mache. Seine Mutter freut sich über den guten Appetit ihres Sechsjährigen. Als seltsam empfindet sie, daß er sofort nach dem Einschlafen einnäßt, denn wenn sie ihn um 23 Uhr noch einmal wecken will, ist das Bett bereits naß. Ihm scheint sonst nichts zu fehlen außer einer Erkältung einmal im Jahr und einem Hautausschlag auf dem Rücken, der kreisrunde Flecken gebildet hat.

Welche der geschilderten Beschwerden sind hier am ehesten Leitsymptome? Alle, die eigenartig und merkwürdig sind. Dazu gehört jedenfalls, daß er mit schöner Regelmäßigkeit bereits kurz nach dem Einschlafen ins Bett macht. Warum immer gerade dann? Das erscheint mir zunächst unerklärlich und sonderbar. Dagegen sieht der Urin aus wie bei jedem anderen Jungen, der Stuhlgang ist nicht ungewöhnlich, ebensowenig der Appetit. Auch die Erkältung gehört in unserem Lande zum Normalen, solange sie nur einmal im Jahr auftritt. Der kreisrunde Hautausschlag aber fällt mir auf, kaum ein anderer Junge dürfte ihn haben. Also filtere ich hier zwei Leitsymptome heraus, das Bettnässen gleich nach dem Einschlafen und den kreisrunden Hautausschlag. Alle anderen Angaben stelle ich zunächst zurück, weil sie mir normal erscheinen und kaum als eigenartig auffallen.

Eigenartige Symptome können sehr verschieden ausfallen: Immer dann, wenn das Mädchen den schaukelnden Spiegel in einem Glas Wasser in ihrer Hand bewegen sieht, wird ihm schlecht – das fällt auf. Das andere Kind wirft die Kleider von sich und will den ganzen Tag nackt bleiben, wehrt sich gegen jeden Versuch, es zu bekleiden, obwohl es offensichtlich in der Kälte friert – wie eigentümlich! Der Junge näßt immer bei Neumond ein – unerklärlich! Das Mädchen liebt kalte Getränke, aber warme haßt es, es erbricht sogar die kalten, sobald sie im Magen warm geworden sind – sonderbar! Nach dem Durchfall verschwindet der Kopf-schmerz regelmäßig. Der Husten kommt nur, wenn das Kind aus der Kälte in einen warmen Raum tritt. Das Kleinkind hat einen Heißhunger auf Süßes, aber gerade das verträgt es nicht. Der kleine Kerl sucht und ruft herzzerreißend nach der Mutter, nur um sie wegzustoßen, wenn sie dann auf ihn zugeht.

Ich muß diese auffallenden Symptome nicht erklären können, muß nicht wissen, ob und welcher unbewußte Impuls sie mögli-cherweise hervorgerufen hat. Ich muß sie nur finden. Das macht mir die Sache leichter. Danach arbeite ich diese Symptome sehr sorgfältig heraus, als sähe ich damit dem unbekannten Krank-heitsmacher genau auf die Finger wie einem Bildhauer – der schließlich mit seiner Skulptur eine bestimmte Idee ganz präzise und unmißverständlich ausdrücken möchte. Die *Idee*, die sich in eigenartigen Symptomen ausdrückt, will ich genau erfassen, denn in ihr könnte die Krankheit wurzeln.

Welche Eigenarten beachte ich besonders?
Die Modalitäten

Eine Idee verbindet. Die Idee, daß ein Haus eine Sparkasse ist, macht aus dem Haus eine Bank, aus den Angestellten Bankkauf-leute und aus dem Tisch einen Schalter. Die Idee der Bank macht die Einzelteile zu einem Ganzen und verbindet sie, sie stellt den Zusammenhang her.

Die Idee, die aus einer Krankheit ein Ganzes macht, muß die einzelnen Beschwerden ebenso sinnvoll verbinden und deren Zu-sammenhänge aufdecken, wie die Idee der Bank das Haus, die Menschen und deren Funktion. So wende ich mich bei der Be-fragung des Kindes eingehend jeglichen eigenartigen Zusammen-hängen zu, auch den zeitlichen. Wann taucht das Kopfweh auf? Ohne erkennbaren Grund immer um 8 Uhr morgens? Das ist doch merkwürdig. Also ist es ein Leitsymptom.

Es steckt noch mehr dahinter, denn zeitliche Zusammenhänge sind nur auf den ersten Blick Zufälligkeiten. Der Zusammenhang mit der Zeit erklärt mir nicht selten einen Hintergrund, wenn es mir gelingt, ihn zu durchschauen. Bei der fünfzehnjährigen Claudia, die morgens um 8 Uhr regelmäßig an Kopfschmerzen leidet, brauche ich nicht lange nachzufragen. Ich stoße bei ihr auf eine Schulangst. Ihr Lehrer fordert viel, in ihrem Empfinden zuviel, sie fühlt sich der Anforderung nicht gewachsen. Das ist es, was in ihr eine scheinbar ausweglose Angst hervorruft, und aus dem Druck des Lehrers wird bei ihr ein drückendes Kopfweh.

Braucht sie dann überhaupt ein Heilmittel? Ließe sich das nicht einfacher lösen? Sollte nicht vielmehr jemand zum Lehrer gehen und mit ihm reden? Ihm notfalls Druck machen, über den Rektor und den Elternbeirat? Ich schließe das nicht aus. Doch entspräche dies aus meiner Sicht der Idee des Antibiotikums, denn den Lehrer anzugreifen hieße gewiß nicht, das Kind zu behandeln, es gliche eher der Ermordung der Bakterien. Ich finde diese Lösung wie die des Antibiotikums kurzsichtig. Lieber behandele ich das Kind, daß es stabil genug wird, mit den Anforderungen des Lehrers zurechtzukommen. Von einer gesunden Jugendlichen erwarte ich, daß sie sich entweder hinsetzt, um das geforderte Pensum zu erarbeiten, oder mit dem Lehrer eine klare Auseinandersetzung darüber sucht, daß sie sich überfordert fühlt – anstatt dies zu umgehen und es unbewußt körperlich über das Kopfweh zu äußern.

Auf eine solche Weise versuche ich, Kinder und Jugendliche in ihrer Ganzheit zu erfassen. Ich sehe in der Schule nur den äußeren Anlaß, an dem sich Claudias Angst bemerkbar macht. Letztlich hätte sich diese Angst auch bei irgendeiner anderen Anforderung äußern können. Also muß ich mich an die Angst, ihre Angst vor Überforderung, halten, die ich über das Kopfweh zu fassen bekomme. Diese Angst als den Hintergrund der Krankheit versuche ich also letztlich zu heilen, in der Erwartung, daß dann das Kopfweh als ihre Folge mit verschwindet. Eine Kopfschmerztablette hingegen nähme ihr zwar vielleicht das heutige Kopfweh, aber nicht die Angst als dessen Ursache, so daß ich damit rechnen müßte, daß morgen wieder alles beim alten wäre und Claudia erneut an Kopfschmerzen litte. Heilen ist etwas anderes!

So kann sich eine ganze Geschichte hinter einem solchen Zusammenhang verstecken wie dem allmorgendlichen Auftreten der Beschwerden. Der Morgen blickt in den Tag, in die Zukunft. Wer hier erkrankt, erzählt mit seiner Beschwerde etwas über das Beschwerende, das er beim Blick in den kommenden Tag empfindet, ganz anders als derjenige mit abendlichen Beschwerden. Abends kämen beim Rückblick eher Sorgen um das Geschehene, um die erbrachten Leistungen, um Fehler und vielleicht Schuldgefühle zur Geltung, möglicherweise auch die Furcht vor der undurchschaubaren Nacht.

Ich beachte daher besonders Auffälligkeiten wie «Fast immer um 11 Uhr tritt die Beschwerde auf, meist nach dem Sport, immer nach dem Essen, oft vor dem Stuhlgang, häufig bei Regenwetter». Solche Zusammenhänge erscheinen nur harmlos. Sie können, wie das Problem von Claudia gezeigt hat, Hintergründe schlüsselartig verbergen. Wegen dieser Bedeutung haben solche Zusammenhänge von Beschwerden in der Homöopathie einen eigenen Namen erhalten, den der *Modalitäten*. Fallen sie als eigenartig auf, helfen sie mir als besonders wichtige Leitsymptome, mich der hintergründigen Idee der Krankheit weiter zu nähern. Sie offenbaren, wie ein Kind im Verlauf der Zeit oder im Umgang mit seiner Umgebung seine Krankheit lebt und deren Idee zum Ausdruck bringt.

Wie mit dem Körper «reden»?
Das Unbewußte reagiert auf Bilder

Bei diesem oft mühevollen Herausfeilen der Leitsymptome und Modalitäten meine ich zuweilen, Ansätze der Idee der Krankheit aufspüren zu können, Claudias Leistungsangst hat das gezeigt. Ob meine Vermutung auch stimmt, zeigt allerdings immer nur die Wirklichkeit. Sie will ich beeinflussen, und an ihr offenbart sich schließlich unbarmherzig, ob ich die tatsächlich hinter der Krankheit stehende Problematik oder Idee erfaßt habe.

Doch zunächst bringt es mir nicht allzu viel, daß ich Claudias Urangst als die Idee ihrer Krankheit herausgefunden habe. Denn nun muß ich sie auch beeinflussen können! Doch wie sollte ich dies tun? Mit Claudia kann ich über ihre Angst reden, unter der Voraussetzung, daß ich damit den Hintergrund ihres Kopfschmerzes einigermaßen richtig erfaßt habe. Aber Reden allein hilft nicht immer gegen eine Angst. Manche Angst verschwindet nicht nach einem klärenden Gespräch, sie läßt sich nicht wegerklären, sie bleibt doch sitzen wie ein kalter Frosch. Und was ist mit Jörg, der erst sechs Monate alt ist? Zwar findet die Forschung sogar schon in der Schwangerschaft unbewußte Einflüsse auf das ungeborene Kind, zum Beispiel durch Musik. Doch wollen Sie mit einem Säugling philosophieren? Nein, es muß ein anderer Weg gefunden werden.

Ich muß mit diesem Unbewußten, das Körper und Seele vereint, reden, so wie es mit mir spricht. Das Unbewußte, das sich in den Botschaften der Träume und in den Wendungen der Sprache ebenso äußert wie in den Bildern der Krankheit, muß direkt beeinflußt und angesprochen werden, ohne lange Diskussionen, möglichst einfach und – im Notfall einer akuten Krankheit – auch rasch. Worauf aber reagiert dieses Unbewußte?

Tatsächlich läßt es sich gezielt beeinflussen. Im Alltag leben Sie wie selbstverständlich damit. Boris Becker siegt beim Tennis – und schon nehmen immer mehr Deutsche den Tennisschläger in die Hand. Wenn ein Topmodell in einer Zeitschrift eine bestimmte Mode zur Schau trägt, kaufen viele nun gerade diese Kleider, ohne sich irgendeines Modediktats bewußt zu sein. Worauf stützt sich diese Macht, die aus den Medien zu uns herüberschleicht, die uns beeinflußt, ohne daß wir sie richtig bemerken, und uns heimlich zu überreden sucht? Wie und wo ist sie greifbar? Ein Chemiker würde sie nicht finden, nicht einmal ein einziges Atom von ihr. Sie besteht einfach nur aus Information. Und doch hat sie eine deutliche Wirkung auf uns. Wo liegt der Schlüssel dafür?

Schauen Sie sich die Werbung an, und vergleichen Sie sie mit den täglichen Nachrichten – worin liegt der Unterschied? Die Werbung beeindruckt mit rasch ansprechenden Bildern; nur Nachrichten mit ergreifenden Bildern haben den gleichen seltsamen Einfluß auf das Unbewußte. Solche Bilder regen uns spontan zum Träumen an. Träumen? Sind nicht Träume die Sprache des Unbewußten? Diese Bilder erinnern uns an etwas, sprechen etwas in uns an, eine Vorstellung oder Idee, die unbewußt schlummert, nur darauf wartend, daß sie von einem äußeren Bild angeregt wird. Auch mit manchen Menschen verknüpfen wir Ideen, die wir in ihnen verkörpert sehen. Sie heißen Idole. Spüren Sie den Gedankenfluß, den Strom der Ideen, den Namen wie Mahatma Ghandi oder Jeanne d'Arc, Luciano Pavarotti oder Anne-Sophie Mutter, Albert Einstein oder Madame Curie, Johann Wolfgang v. Goethe oder Bettina von Arnim in Gang setzen?

Bilder von diesen Menschen können die Ideen unseres Unbewußten anregen und beeinflussen, und sei es nur bei einem zufälligen Blick auf sie in einer Zeitschrift oder auf einem Werbeplakat. Sie regen unser Empfinden an. Wir fühlen uns dann den Idolen seelenverwandt und somit ähnlich, diese Ähnlichkeit motiviert uns. Vielleicht versuchen wir gar, deren Haltung und Auftreten nachzuahmen, um ihnen ähnlicher zu werden. Das funktioniert wie bei den Eltern als den ersten Idolen, die in den Nachkommen etwas anregen, das bereits in ihnen angelegt ist. So versuchen die Kinder, die Eltern nachzuahmen und ihnen ähnlich zu werden. Selbst wenn die Kinder erwachsen geworden sind, reagieren sie oft – was den unbeteiligten Betrachter sonderbar anmuten kann – auf ihre Eltern wie auf eine übernatürliche Macht, deren Einfluß auf ihre Handlungen sie sich trotz bewußter Abwehr oft nur schwer entziehen können – durchaus zu ihrer eigenen Verwunderung. Die Macht von Bildern ist um so größer, je mehr sie dem unbewußt schlummernden Impuls ähnlich sind und ihm entsprechen. Das hat die Natur sehr praktisch eingerichtet bei den Eltern, die ja in der Regel ihren Kindern ähnlich sind. Bei anderen Idolen suche ich nicht selten lange, bis ich vielleicht von dem einen oder anderen unerwartet erfaßt werde, weil es mich «anspricht», das heißt meinem gesuchten ähnlichen Abbild möglichst genau entspricht. Wie tief dieses Abbild auf uns einwirkt, spürte schon Goethes Faust.

Läßt sich die Kraft, die von solchen Bildern auf das Unbewußte ausgeht, tatsächlich zur Heilung nutzen? Was habe ich dabei zu beachten nach meinem jetzigen Wissensstand? Ich glaube nun, daß das Unbewußte jene Bilder produziert, die in Träumen wie in Krankheiten auftauchen. Die Bilder scheinen der Idee ähnlich zu sein, die hinter dem Traum oder der Krankheit steht, als würden sie diese abbilden. Claudias drückendes Kopfweh ist aus dieser Sicht ein Bild oder ein anderes Wort für den Druck, den sie durch den Lehrer empfindet, für ihre Idee, sie sei diesem Druck nicht gewachsen. Jetzt weiß ich, daß diese Idee auch selbst auf Bilder reagiert – je ähnlicher diese ihr sind, desto mehr Macht und Wirkung haben sie auf diese Idee.

Wie redet der Arzt mit dem Körper?
Das Arzneimittelbild

Ähnlichkeit ist also gefordert. Ein ähnliches Bild von der Krankheit, wie soll das zugehen? Ich will diesen Weg einmal in Gedanken durchspielen, ihn auf Sinn und Unsinn abklopfen. Claudias Kopfschmerz bietet sich als gutes Beispiel an. Er scheint von ihrer Leistungsangst auszugehen, als ob die Angst vor dem Druck der Schule sich in diesem drückenden Kopfweh äußerte und abbildete, gerade so, als säße Claudia ihr Lehrer im Nacken. Ich kann auch sagen: Die Beschwerde ist das Abbild ihrer Idee. Fände ich also ein Bild von diesem speziellen Kopfweh, so hätte ich zugleich eines von der hintergründigen Angst; so, als malte ich ein Bild ab, das ein Abbild eines weiteren Bildes ist. Dann wären sich auch alle drei Bilder ähnlich. Somit brauchte ich also nur ein genaues Abbild von Claudias sonderbaren Beschwerden zu suchen, was gewiß leichter und faßbarer ist als eines von ihrer besonderen Angst. Wie aber kann ein solches Bild aussehen, ein Bild vom Kopfweh?

Fast jeder ist schon einmal mit Kopfschmerzen erwacht. Er hatte dann vielleicht am Tag zuvor etwas Falsches gegessen oder getrunken, und schon ging es ihm wie Claudia, obwohl er beileibe nicht an Schulangst litt, sondern sich ansonsten eigentlich gesund fühlte. Es war nur so, als ob er krank wie Claudia wäre, er ähnelte ihr in seiner Krankheit, seine Beschwerden waren ein Abbild der ihren. Damit hätte ich ein Abbild ihrer Krankheit hervorgerufen, durch eine Vergiftung oder einen belastenden Nährstoff, wie aus Versehen.

Genauso gehen homöopathische Ärzte vor. Seit zweihundert Jahren suchen sie zur Heilung ihrer Kranken belastende Stoffe, die ähnliche Beschwerden hervorrufen wie die Leitsymptome, die sie bei ihren Kranken festgestellt haben. Die Ihnen hier vorgestellte Sicht der Wirkungsweise der Homöopathie habe ich erst in den letzten Jahren wissenschaftlich entwickelt (Köster, 1992). Die Vorgehensweise an sich ist Jahrhunderte alt, einfach auf Grund von Erfahrungen vor allem ihres Entdeckers Dr. Samuel Hahnemann. Ohne unseren heutigen Wissensstand muß es ihn noch mehr erstaunt haben, daß ausgerechnet jene Stoffe Kranke heilen konnten, die an Gesunden Beschwerden hervorriefen, die den Leitsymptomen der Kranken ähnlich waren; er nannte den ähnlichsten Stoff das *Simile*, das Ähnliche. Denn in der chemischen Medizin galt und gilt das gegenteilige Prinzip. Würden Sie vielleicht eine Aspirintablette bei Kopfschmerzen in dem Bewußtsein schlucken, daß Aspirin bei Gesunden Kopfschmerzen verursacht? Sie würden sich doch auf den Arm genommen fühlen!

Tatsächlich gebe ich wie alle homöopathischen Ärzte nicht den puren belastenden Stoff. Das wäre aus meiner Sicht nicht nur schädlich, sondern überhaupt nicht notwendig. Schließlich ist auch aus dem Fernseher bislang nicht ein einziges Molekül gekommen, und doch schwärmen unsere Kinder nach der Sendung von der Biene Maja. Nur Information haben sie empfangen. Auf Information hat ihr Unbewußtes reagiert. So brauche auch ich vielleicht nur die Information des belastenden Stoffes und nicht ihn selbst. Ich will doch nur den Hintergrund der Beschwerden anregen und nicht etwa jemanden belasten oder vergiften. Daher wähle ich Arzneimittel, deren Inhaltsstoffe vom Hersteller in vielen Schritten, die man *Potenzierungen* nennt, verdünnt worden sind. Auch die Notwendigkeit der Verdünnung zeigte sich schon bei Dr. Hahnemanns Experimenten, eine Erklärung fand sich erst viel später. Zuerst fand er einfach heraus, daß man so heilen konnte.

Die ungeheure Verdünnung – das homöopathische Kügelchen

Ich gebe dem kranken Kind den verdünnten Ausgangsstoff in der Regel als kleines Kügelchen, als einen sogenannten *Globulus*; mehrere davon heißen *Globuli*. Das Kind braucht davon nur eines. Es geht hier um Information, und die kommt, das zeigt die Erfahrung, auch mit einem einzigen Globulus an. Wozu sollte ich dann mehr geben? Homöopathie kann und will keine chemische Materialschlacht gewinnen mit immer wieder erneutem Zuschlagen. Sie führt keinen Krieg. Vielmehr zeigt sich, daß sie informiert und kommuniziert. Eben dies erwarte ich von einem weisen Herrscher, der den Krieg vermeiden will.

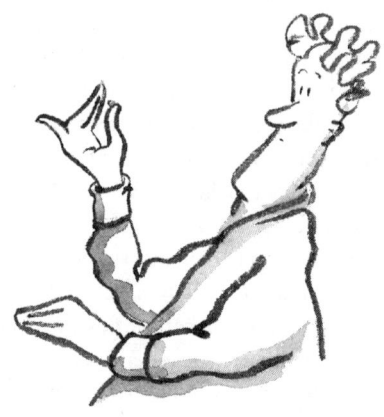

Bei der Anwendung dieser weisen Medizin stieß schon ihr Entdecker Dr. Samuel Hahnemann auf eine Eigentümlichkeit. Er stellte fest, daß er mit einem Globulus um so mehr Wirkung erzielte, je mehr er den Ausgangsstoff in ihm verdünnte.

Wie bitte? Die halbe Menge soll mehr bewirken als die doppelte? Welch eine Zumutung für unsere Vorstellung! Wer weiß nicht, daß der Kopfschmerz mit zwei Tabletten Aspirin sicherer verschwindet als mit einer, wie im Krieg zwei Kanonen mehr «erreichen» können als eine. Und das soll hier umgekehrt sein?

Leider ja, bin ich versucht zu sagen, denn unser chemisch und mechanistisch trainiertes Denken tut sich zunächst schwer mit Erfahrungen, die ihm widersprechen. Und wir haben uns, weil es praktisch ist, angewöhnt, die mechanistischen Vorstellungen auf andere Gebiete zu übertragen. Doch nun stoßen wir – wie auf anderen Gebieten der Physik schon lange – auch in der Medizin an eine Grenze gewohnter Vorstellungen, an eine zunächst scheinbar anomale Tatsache.

Wir könnten uns einfach mit ihr abfinden. Oder sie – mit etwas Mut – hinterfragen. Ist es Mut, der uns dazu animiert? Vielleicht ist es nur Neugier, die uns treibt, Unerklärliches nicht einfach zu übergehen. Vielleicht auch eine Art Angst vor dem, was aus diesem Unerklärlichen erwüchse, wenn es sich nicht erkennen ließe. Hatte nicht auch Sokrates, der Vater unserer Wissenschaft, so lange gebohrt, bis er zu der Erkenntnis kam, daß er nichts wisse? Die Menschen damals hatten damit offensichtlich die gleichen Probleme wie wir heute, schließlich haben sie ihn umgebracht.

Wie so manch anderer Arzt habe ich natürlich lange gehofft, daß mir dieses Umdenken erspart bliebe! Als ich das Neuland Homöopathie betrat mit all dem mühsam erworbenen Wissen aus der chemischen Medizin, konnte und wollte ich diesen für mich damals offenkundigen Unsinn einfach nicht glauben. Einbildung mußte das sein, dachte ich. Ich probierte es aus, und – zu meinem Leidwesen, denn das verlangt ein gewaltiges und anstrengendes Umdenken – es funktionierte doch. Die Globuli wirkten, wie von erfahrenen Homöopathen behauptet. Zunächst zweifelte ich noch. Wie viele Menschen wurden schließlich von alleine gesund, versuchte ich mich zu trösten. Gewiß waren auch jene, die diese hohen Verdünnungen von mir erhalten hatten, zufällig gesund geworden. Immer wieder versuchte ich mir dies einzureden, um mir meine gewohnte Vorstellung vom Gang der Dinge erhalten zu können.

Jedesmal, wenn ich in den ersten Jahren meiner homöopathischen Laufbahn nach wochenlangem Urlaub, entwöhnt von meinem neuen Alltag, in die Praxis zurückkehrte, dachte ich, was für ein Verrückter ich doch geworden war. Gab ich doch Verdünnungen, so hoch, daß sie kaum ein Atom oder Molekül des Wirkstoffes enthielten, und tat so, als könnten sie heilen. Was für ein schlechtes Gewissen hatte ich anfangs bei der Verordnung dieser Medizin! Voller Anspannung und Ungeduld erwartete ich die Nachricht der Kranken nach den ersten Tagen und Wochen, ob und wie die jeweilige Arznei gewirkt hatte. Wenn sie dann wie selbstverständlich mitteilten, daß dies und das an Beschwerden verschwunden sei, begann ich ganz allmählich, meine Vorstellung von der Wirksamkeit der Homöopathie zu verändern.

Und dann kamen die Mitteilungen, daß alte Leiden verschwunden waren. Anfangs dachte ich, jene hätten mit ihrer Behauptung recht, daß es nicht an der Homöopathie gelegen habe, sondern an meiner intensiven Zuwendung. «Du hast eine besondere Art, mit den Patienten umzugehen», behauptete ein kritischer Freund. Bei der Gabe von Chemikalien wie Antibiotika hatte ich meinen Patienten nicht weniger Zuwendung gegeben und auch nicht weniger Zeit für sie aufgewandt. Trotzdem konnte ich jetzt bei Neurodermitiskindern dauerhafte Erfolge verbuchen – da hatte ich als chemischer Arzt wenig Glück gehabt. Also konnten die Zuwendung und der Zeitaufwand allein nicht die Ursache der Besserung sein.

Erstaunlich fand ich auch das Folgende: Je mehr ich lernte und je besser ich die Homöopathie beherrschte, desto mehr strahlende Gesichter erntete ich bei den Patienten. Es mußte also etwas an der Homöopathie dran sein. War es nur meine wachsende Überzeugung, die die Patienten heilte? Diese letzte Unsicherheit wich, als ich feststellen konnte, daß auch die Kleinsten auf diese Medizin reagierten. Wenn ich jetzt noch behauptete, meine Zuwendung von manchmal nur zehn Minuten beeinflusse den Säugling so, daß er gesund wurde, kam mir diese Behauptung noch viel mystischer vor als die der Verdünnung der Homöopathie. Ich mußte mir jetzt eingestehen, daß die Homöopathie wirkt, selbst und gerade in höchsten Verdünnungen.

Dies ist eine der Tatsachen, an denen ein homöopathischer Arzt einfach nicht vorübergehen kann; sie begleitet ihn stets. In der täglichen Behandlung wirkt die höhere Verdünnung länger, tiefgründiger und meist auch intensiver. Die Tatsache fragt uns nicht, ob sie in unser Weltbild paßt und ob sie uns gefällt. Sie ist einfach da, so, wie sie ist.

Wie könnte Homöopathie wirken? Ein Denkmodell

Gott sei Dank sind die Mediziner nicht die einzigen in der Wissenschaft, die von Tatsachen so verunsichert werden. Das hat mich in meiner Hilflosigkeit vor dieser «unerbittlich» wahren Wirklichkeit, die keine Rücksicht auf meine gewohnten Vorstellungen nehmen wollte, wieder beruhigt. Denn ganze Wissenschaftszweige haben erkennen müssen, wie beschränkt ihre Vorstellungswelt gegenüber der Wirklichkeit ist, und sie sind daran gereift. So sprechen Physiker heute nicht mehr von Wissen, sondern von Denkmodellen. Denn Vorstellungen, die man sich davon macht, wie etwas funktionieren könnte, bleiben immer modellartige, ähnliche Abbilder der Wirklichkeit, so wie eine naturgetreue Modellpuppe einen Menschen abbildet, aber kaum alles von ihm erfaßt.

Wer von uns wollte etwas Sicheres sagen über die Wirklichkeit? Ich erfasse sie nur über meine Sinne. Doch wer garantiert mir, daß ich alle Sinne habe, die es geben könnte? Also versuche ich auch in der Homöopathie, meine Vorstellungen wie ein Modell immer wieder daran zu überprüfen, ob sie mit dem, was ich heute erfahre, noch übereinstimmen. Wie also könnte ich mir vorstellen, daß eine höhere Verdünnung in der Homöopathie intensiver wirkt als eine geringere?

Dazu nehme ich meine bisherigen Vorstellungen zu Hilfe und überprüfe, ob sie bisher in der Wirklichkeit funktioniert haben und ob sie mir auch dieses neue Problem erklären können. Sicher war ich mir darin, daß ich das behandeln will, was hinter der Krankheit steht, um sie wirklich auszuheilen. Dieser eigenartige Hintergrund äußert sich auch in eigenartigen Symptomen, so wie sich in Claudias Kopfweh gerade um 8 Uhr morgens ihre besondere Angst vor der Schule offenbart. Claudia kann sie offenkundig zunächst nicht bewältigen, so bleibt sie übergangen und verdrängt. Deshalb kommt die Angst als Kopfweh heraus, als suche sie sich ein körperliches Ventil. Es sieht so aus, als hätte Claudia die Angst beiseite geschoben und weggestellt und würde dadurch krank – als tauschte sie einfach die Angst gegen das Kopfweh. Nunmehr das Kopfweh zu bekämpfen, erschiene mir unsinnig, weil die Angst dann ungelöst dahinter stehengeblieben wäre. Die heimlich fortbestehende Angst riefe dann das Kopfweh immer wieder von neuem hervor, die Krankheit könnte chronisch werden. Die Angst und ihre Folgen zu übergehen, kann also nicht der Weisheit letzter Schluß sein. Das erste Fazit: Ich muß die Angst aus ihrem unbewußten Versteck herauslocken, damit sie wirklich gelöst werden kann und kein körperliches Ventil mehr braucht.

Ich muß über die Sprache des Unbewußten sagen: «Du hast die Angst versteckt, sie ist für dich weg und kommt nur als Kopfweh wieder heraus. Die Angst fehlt dir, hole sie heraus und löse sie!» Die Sprache des Unbewußten sind Bilder. So läßt sich unbewußte Angst mit einem der Angst möglichst ähnlichen Bild ansprechen. Ein Bild von der Angst und vom Kopfschmerz habe ich bereits gefunden. Ich muß nur einen ähnlich belastenden Stoff suchen, der Kopfschmerzen mit Angst hervorrufen kann. Aber jetzt brauche ich noch etwas anderes, nämlich ein Bild vom Fehlen dieser Angst, da sie in einem unbewußten Versteck gelandet ist und von dort aus ihr Unwesen treibt. Wie aber finde ich ein symbolisches Abbild von etwas, das fehlt?

Das ist so einfach, daß ich in der Symbolsprache der Kinder und

Eingeborenen denken muß, um darauf zu kommen. Diese würden etwas zeigen und es dann verstecken; das hieße für sie, daß es fehlt. Übersetzt müßte ich das Bild von dieser Angst, den entsprechenden belastenden Stoff also, in die Arznei hineinmischen, um ihn danach in aller Deutlichkeit herauszuholen und herauszulösen. Genau das tue ich, wenn ich den Stoff herauslöse und verdünne. Dann bedeutet mehr herausgelöster und verdünnter Stoff mehr fehlende und versteckte Angst. Damit signalisiert stärker verdünnter Arzneistoff stärker versteckte Angst; stärker versteckte Angst aber macht kränker. Also entspricht stärker verdünnter Stoff dem kränkeren Zustand – es ist das Abbild des kränkeren Zustandes und spricht daher diesen an. Daher wirkt ein hochverdünntes Mittel auf einen kränkeren Menschen, auf einen mit größerem Defekt, also auch auf die versteckte Angst von Claudia.

Defekt bedeutet «heraus-gemacht». Genau das hat Claudia mit ihrer Angst gemacht, als sie sie nicht bewältigen konnte und sie deshalb aus ihrem Denken heraus- und wegstellen mußte. Ich habe das symbolisch nachgebildet und mit der Verdünnung das Bild von der Angst «herausgemacht»; damit ist mir tatsächlich ein Abbild von Claudias Störung gelungen. Mehr Kranksein bedeutet dann natürlich mehr Defekt, das symbolisiere ich mit mehr Verdünnung, höhere Verdünnung entspricht einem größeren Defekt.

In der Homöopathie wirkt also ein höher verdünntes Mittel auf einen kränkeren Menschen, es hat mehr homöopathische Heilkraft, mehr Macht über die Krankheit. Macht heißt lateinisch «potencia». So sprechen die homöopathischen Ärzte in aller Welt von einem Mittel mit höherer *Potenz*, wenn es stärker verdünnt ist. Ein weniger verdünntes hat dementsprechend eine niedrigere Potenz.

Die Verdünnung erfolgt schrittweise, als wollte man auf diesen Akt besonders aufmerksam machen. Das zeigt, welche Bedeutung die Symbolsprache für die Homöopathie hat. Es erinnert an das Tanzen, in dem der Akt der Liebe ebenfalls in der Betonung Schritt für Schritt symbolisiert wird, Aufmerksamkeit erheischend.

Ich kann Homöopathie also über die sogenannte Symbolsprache und die Informationstheorie verstehen. Aber das ist und bleibt ein Modell, eine Vorstellung. Die Erfahrung im Umgang mit der Homöopathie fordert mich heraus, mir einen Reim auf ihre Wirkung zu machen, sie immer besser zu durchschauen, immer weiter an meinen Vorstellungen zu feilen. Vielleicht kommt eines Tages jemand und zeigt mir ein ganz anderes Modell, mit dem ich sie noch besser und noch tiefgründiger begreife. Dann könnte ich noch sicherere Konsequenzen daraus ziehen und vielleicht mit mehr Gewißheit heilen. Alle Vorstellungen und Modelle in der Medizin haben nur den einen Sinn, die Wirklichkeit besser zu begreifen, um sie klarer beeinflussen zu können zum Wohl der Kranken.

Wie stark ist die Arznei?
Dosis und Potenz des Arzneimittels

Die Dosis

Wie sieht das Verdünnen nun in der Praxis aus? Um eine Verdünnung zu erhalten, fügt der Hersteller in der Regel Milchzucker hinzu, zum Beispiel 99 Teile Milchzucker auf einen Teil Wirkstoff. Daraus stellt er kugelförmige *Globuli* her. Als andere Möglichkeit kennt er die Verdünnung mit zwanzigprozentigem Alkohol, die er aus manchen Stoffen einfacher herstellen kann. Diese Lösung erhält das kranke Kind dann tropfenweise. Die Menge an Alkohol ist hierbei übrigens so gering, daß Sie sie vernachlässigen können, nämlich ein Fünftel von einem Tropfen. Trotzdem bevorzuge ich die Kügelchen, auch weil die Kinder sie sehr gerne einnehmen.

Natürlich dosiere ich die Tropfen nicht anders als die Kügelchen. Es ist nicht notwendig und auch nicht wirksamer, mehr als einen einzigen Tropfen oder ein Kügelchen pro Einnahme zu geben. Fünf auf einmal einzunehmen, wie es immer wieder empfohlen wird, bringt sowenig, wie die Nachrichtensendung aus mehreren Radios gleichzeitig zu hören! Tun Sie das? Mir reicht eines.

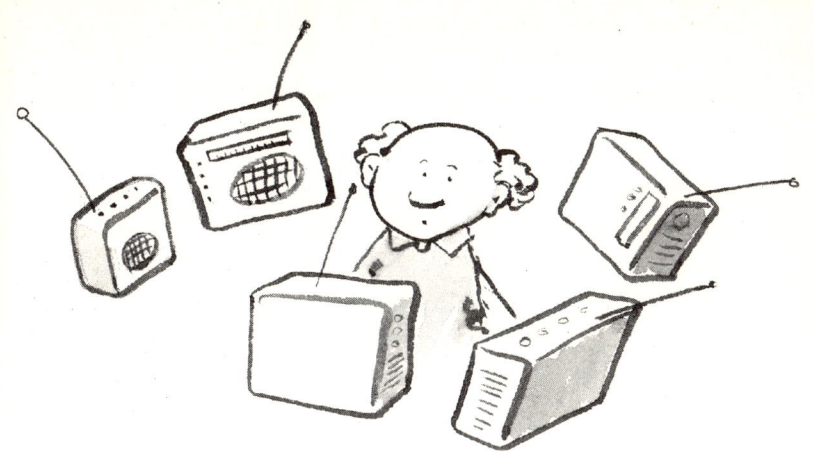

Und fünf Tropfen in kürzesten Abständen hintereinander? Wäre das auch unsinnig? Was hielten Sie davon? Wann hören Sie die Nachrichten alle fünf Minuten? Das werden Sie sich kaum zumuten, es würde Sie wohl eher aus Langeweile überreizen! Die Ausnahme der Regel bilden Katastrophensituationen, bei denen wir vor dem Fernseher – auf jede einzelne Nachricht bangend – verharren und dann auch die Wiederholung nicht scheuen. Homöopathie als Information geht hier nicht anders vor. In den seltenen bedrohlichen Notfällen wiederhole ich in kürzesten Abständen jeweils die Gabe eines Globulus, bei Bedarf alle paar Minuten, bis die ersehnte Wirkung eintritt. Ansonsten reicht zunächst immer die einmalige Gabe eines einzigen Globulus!

Bestimmt wird Ihnen auffallen, daß die Größe der einzelnen Globuli variiert, das hängt mit der Herstellungsweise zusammen. Es ist für den Heilerfolg nicht wesentlich, ob Sie Ihrem Kind ein größeres oder kleineres Globulus in den Mund stecken. Die Information beider ist gleich, wie die aus einem größeren oder kleineren Radio.

Die Verdünnung oder die Potenz

Die Praxis lehrt mich täglich, in der Homöopathie eine Medizin mit nicht unerheblichen Wirkungen auf Körper und Seele zu sehen. Daher achte ich auf die richtige Verdünnung in gleichem Maße wie auf die Einhaltung der exakten Dosis. Da die homöopathische Verdünnung in festgelegten Stufen oder Schritten erfolgt, kann man sie genau bezeichnen. Sicher haben Sie sich schon über die auffallenden Bezeichnungen wie D30, C6 oder LM 18 gewundert, die auf den Etiketten der homöopathischen Arzneien dem Namen des Mittels folgen.

Die «D»-Potenz:

Die in Deutschland häufigste Verdünnung wird mit dem Buchstaben «D» gekennzeichnet. Dieser Buchstabe und eine 1, also «D1», steht für ein Zehntel ($\frac{1}{10}$), D2 für ein Hundertstel ($\frac{1}{100}$), D3 enthält ein Tausendstel ($\frac{1}{1000}$) des Ausgangsstoffes und so weiter. In 1 Gramm D3 ist also nur noch $\frac{1}{1000}$ Gramm des ursprünglichen Wirkstoffes enthalten. Der Rest ist Milchzucker oder Alkohollösung. Es ist leicht zu sehen, wie schnell ich hier in den Bereich extremer Verdünnungen komme. So enthält D6 nur noch 1 Millionstel ($\frac{1}{1000000}$) vom Ausgangsstoff. Dabei gilt die D6 sogar noch als recht geringe Verdünnung in der Homöopathie, das heißt als relativ niedrige Potenz (s. S. 35). Potenz aber ist Wirkkraft, und die suche ich natürlich, um zu heilen. So gebe ich selten ein Heilmittel mit einer niedrigeren Potenz als D12, am häufigsten die D30. Eines mit einer höheren Potenz als D30, beispielsweise eine D200, sollten Sie ohne Rücksprache mit Ihrem homöopathischen Arzt nicht nehmen; das gehört in die Hohe Schule der Homöopathie, und die werde ich Ihnen später darlegen.

Wenn Ihnen jetzt vor lauter Zahlen schwindelig geworden ist, seien Sie nicht beunruhigt, komplizierter wird es nicht. Ihre Mühe beim Verstehen soll auch nicht vergebens gewesen sein, Sie können Ihr Wissen regelmäßig im Alltag anwenden.

Bei zu niedrigen Verdünnungen kann man nur wenig mit deren homöopathischer Information, also ihrer geringen Potenz, rechnen. Andererseits enthalten sie noch deutlich den belastenden Ausgangsstoff. Man kann also höchstens etwas mit der chemischen Keule dieses Stoffes bewirken, mit allen Nebenwirkungen und Gefahren eines chemischen Mittels. Genau das will ich aber nicht; das wäre wieder eine zerstörende Medizin, nur diesmal vielleicht die einer Giftpflanze. Fazit: Wenn Ihnen jemand eine Potenz unter D6 verordnet, seien Sie sehr zurückhaltend! Übrigens: Wenn Sie sich daran halten, nicht unter die D6 zu gehen, brauchen Sie sich nicht zu fürchten, wenn Ihr Kind einmal die ganze Originalpackung der lecker schmeckenden Globuli verschluckt hat – die Menge der Ausgangssubstanz ist zu gering, als daß ihm etwas Schlimmes passieren könnte. Trotzdem würde ich auch homöopathische Medizin – wie chemische – nicht neben der Schokolade in Griffweite der Kleinen aufbewahren.

Die Hochpotenzen:

Die Potenz D23 findet bei den Chemikern eine besondere Beachtung. Denn ein Herr Avogadro hat ausgerechnet, daß sich bei höheren Verdünnungen als der D23, also beispielsweise auch bei der D30, kein Atom oder Molekül des Ausgangsstoffes mehr im Arzneimittel finden läßt. Das irritiert die Chemiker natürlich sehr. Denn bei einem chemischen Mittel wie Aspirin ist dann keine Wirkung mehr zu erwarten, da kein Molekül vom Wirkstoff mehr darin enthalten ist. Sie beunruhigt dies jetzt vermutlich nicht mehr; Sie wissen, das es sich hier um Informationen handelt, die kein Molekül brauchen. Sonst müßte aus unserem Fernseher jedesmal ein Stück Bundeskanzler bei den Nachrichten herausfliegen, und dann wäre angesichts der Millionen von Zuschauern bald kein Bundeskanzler mehr übrig, da er über die Nachrichten aufgezehrt wäre. Spaß beiseite – Sie sollten das Verständnisproblem der Chemiker nur kennen. Es könnte nämlich sein, daß Sie einmal mit dieser Unkenntnis konfrontiert werden, sei es in einer chemischen Arztpraxis, sei es bei einer Krankenkasse, wenn Sie eine *Hochpotenz*, eine Verdünnung höher als D23, verschrieben bekommen haben.

Die C-Potenz:

Das gilt auch für die anderen Potenzierungen, die mit «C» und «LM» gekennzeichnet werden. Bei der C kommt jeweils nicht nur eine weitere Null pro Zahl unter den Strich, sondern es werden jeweils 2 hinzugefügt; so entspricht eine C2 2 x 2 Nullen, also einem Zehntausendstel ($\frac{1}{10\,000}$), eine C3 3 x 2 Nullen unter dem Strich, somit einem Millionstel ($\frac{1}{1\,000\,000}$). Die Verdünnungsschritte, die ich als so wichtig für die Betonung des Defektes herausgefunden habe, sind also bei einer C30 genauso oft wie bei einer D30 vorgenommen worden, nämlich dreißigmal; nur wurde bei der C30 jeweils die doppelte Menge herausgenommen. Interessanterweise gelten die C30 und die D30 als ungefähr gleich potent, was wieder darlegt, daß hier die Menge nicht so entscheidend ist wie die einzelnen Schritte, die «Symbolhandlungen». Wenn Sie sich zwischen C und D entscheiden sollen, so ist die D vielleicht passender, wenn es sich um ein mehr körperliches Leiden handelt, die C mehr bei seelischen Problemen. Aber dies ist nur ein Anhaltspunkt. In der Praxis zeigt sich, daß manche Menschen besser auf die D12 reagieren, andere auf die C12; da sich das bisher nur annähernd begründen läßt, müssen Sie es notfalls ausprobieren. In manchen Ländern erhalten Sie übrigens eher die D-Potenzen, z. B. in Deutschland und Indien, in Frankreich und Spanien dagegen eher die C-Potenz, die dort CH heißt.

Die Q- oder LM-Potenz:

Am Ende seines Lebens entwickelte der Entdecker der Homöopathie, Dr. Samuel Hahnemann, noch eine weitere Potenzierung, die LM oder auch Q genannt wird. Bei ihr entspricht jeder Schritt

$1/_{50\,000}$, so daß die Verdünnung jeweils noch höher wird als bei der C-Potenz. Sie hat eine spezielle und aufwendige Zubereitung; in ihr findet sich wohl die sanfteste Potenzierung. Sie kann häufiger wiederholt werden, hält aber oft nach einer Gabe nicht solange an wie die anderen beiden Potenzierungen. So bietet sie sich auch bei jenen Kranken an, bei denen ich ein tiefes Problem erkenne, ich mir aber nicht so sicher bin, ob mein Mittel das richtige ist – zum Beispiel, weil ich bisher nicht genügend Leitsymptome gefunden habe. Dann kann ich zunächst einmal das Mittel in der LM-Potenz geben. Auf die sensiblen LM-Potenzen reagieren offensichtlich vor allem jene Menschen, die in den letzten Jahren selten oder gar nicht mit chemischen Medikamenten «beschossen» worden sind, wie z. B. Säuglinge.

Dynamik ist gefragt – der homöopathische Schüttelschlag

Die Beobachtung aus der Praxis, daß intensiv chemisch behandelte Menschen anders auf homöopathische Potenzen reagieren, zeigt, daß es nicht ohne Folgen bleibt, wenn ich ein Symptom, vor allem ein eigenartiges oder wiederholtes, einfach wegschieße. Schließlich hatte in ihm offenkundig ein unbewußter Hintergrund seinen Ausdruck und Ausweg gefunden, wie Claudias Angst in ihrem Kopfweh. Es erscheint nur allzu logisch, daß dieser Hintergrund, dem ich mit dem Symptom sein Ventil genommen habe, nun in seiner Blockierung fixiert bleibt, bis er sich vielleicht ein anderes körperliches Ventil suchen und unser Kind von neuem krank machen wird.

Das kann mich nicht gleichgültig lassen, vor allem, wenn ich dann noch berücksichtige, daß Fixierung sowieso für das Unbewußte das größte und eigentliche Problem ist.

Angst einmal unbewußt zu verstecken ist keineswegs anormal. Es gehört vielmehr zu unserem Alltag. Wenn ich mich auf etwas konzentriere, bedeutet dies, daß ich alle Störfaktoren ausschließe, um mich nur der einen Sache zu widmen. So wird Claudia in der Schule die Probleme von zu Hause verdrängen, um sich konzentrieren zu können, und erst danach wieder an den Ärger des Vaters wegen der zerbrochenen Figur denken. Zu Hause wird sie die Schulprobleme nicht während des ganzen Mittagessens im Geiste bewegen, sonst schmeckt ihr das Essen nicht. Konzentrieren auf das Essen bedeutet auch hier das Verdrängen störender Gedanken. So ist nicht im Wegstecken von Problemen die Gefahr zu sehen, sondern im fixierten, langdauernden Verdrängen. Und offenbar wird das dauerhafte und damit krankhafte Wegstecken unterstützt, indem wir unseren Kindern ungehemmt chemische Medizin verabreichen. Denn dadurch schießen wir die Alarmzeichen des Unbewußten, die eigenartigen Symptome, weg, ohne den Grund des Alarmes zu beseitigen. Ich gebe zu bedenken, daß wir ihnen damit langdauernde Krankheiten in die Wiege legen können.

Ganz im Gegensatz dazu versucht die Homöopathie gerade die Fixierung zu lösen und Dynamik in die Sache zu bringen. Unbewegtheit bedeutet nicht umsonst den Tod, Leben erkenne ich an der Bewegung. Dieses Wissen würde ich gern noch dem homöopathischen Heilmittel mitgeben, ihm sagen, es solle das verdrängte und weggestellte Unbewußte aus seiner Starre aufrütteln, es in Bewegung bringen und dynamisieren, damit es das Problem löst und nicht weiterhin statt dessen Beschwerden produziert.

Zu meinem großen Erstaunen geben homöopathische Ärzte seit Jahrhunderten Heilmittel mit dieser Information – ohne das Wissen um das Unbewußte. Denn das homöopathische Heilmittel wird bei den einzelnen Verdünnungen verschüttelt oder, wie Dr. Hahnemann auch sagte, dynamisiert. Dabei wird das Heilmittel in die Hand genommen und auf einen abgepolsterten Tisch geschlagen. Sehen Sie die Bedeutung? Sie werden bei vielen Gelegenheiten Schüttelschläge sehen. Wenn der Lehrer mit der Faust auf den Tisch schlägt, um die zur Hälfte schlafende Schulklasse zu wecken und in Bewegung zu bringen, oder wenn mein Aktenlocher verklemmt ist und ich ihn auf eine mit einer Decke abgepolsterte

Tischfläche schlage, um seine Fixierung zu lösen – immer wieder stoße ich auf Schüttelschläge, die genau das bedeuten, was Hahnemann «Dynamisation» nannte, also Lösen von Verhaktem und Fixiertem.

Das ist der letzte Schliff, den das homöopathische Heilmittel erhält. Auch er ist mit dem Denkmodell verständlicher. Aber entwickelt wurde die Homöopathie ohne diesen theoretischen Hintergrund, auf dem Boden der Erfahrung. Um so mehr fasziniert sie mich.

Nur Wasser oder wie ein Wunder?
Unser Kind reagiert

Genug der Theorie, unser Kind hat ein homöopathisches Kügelchen, ein Globulus, erhalten. Weil es so gut schmeckt, hat das Kind es gern eingenommen, selbst wenn es sich sonst gegen Medikamente sträubt. Es kann es im Mund zergehen lassen, notwendig ist das aber nicht. Auch die Mutter ist froh, daß sie kein scharfes Geschütz aus der chemischen Kiste auffahren muß. Nun ist sie gespannt darauf, ob und was sich tun wird. Dabei gibt es vier Möglichkeiten.

Erstes Reaktionsmuster:

Die erste Reaktion ist die schönste. Es geht dem Kind bald besser. «Bald» heißt bei einem akuten Infekt schon nach zehn Minuten oder einer Stunde, spätestens jedoch nach etwa einem Tag. Je heftiger und akuter die Krankheit, desto rascher wird sich die Wirkung des Kügelchens bemerkbar machen. Das läßt sich leicht verstehen. Das Kügelchen will die Richtung der Krankheit ändern. Der Krankheitsimpuls soll also nicht mehr vom Unbewußten aus den Körper durch ihm ähnliche Symptome stören, sondern direkt zu anderen unbewußten Anteilen übergehen, damit diese ihn auffangen und lösen können. Dann wird sich natürlich die Umlenkung des Krankheitsimpulses um so rascher auswirken, je ungestümer er ist, ganz anders als bei einem eher dahinsiechenden.

Solange sich der Gesundheitszustand des Kindes kontinuierlich bessert, gebe ich keinesfalls gleich wieder ein Kügelchen! Das Abwarten an diesem Punkt hat sich in der Erfahrung bewährt, doch läßt es sich auch logisch nachvollziehen. Denn an der nun laufenden Besserung erkenne ich, daß bereits eine Richtungsänderung erreicht ist und daß der Prozeß so fortschreitet, wie ich es will. Ich werde mich doch auch hüten, mein Pferd erneut an den Zügel zu nehmen, wenn es schon in der von mir gewollten Richtung trabt! Ich könnte es dadurch höchstens nervös machen. Eine richtigere Richtung als die richtige gibt es nicht! Deshalb: Bitte nicht eingreifen, wenn der Krankheitsverlauf sich deutlich bessert.

Was also tun? Abwarten, einfach ruhig abwarten! Ich bleibe mit dem Ohr an der Krankheit, wie ich das nenne. Ich wittere und schaue und lausche, was sich wohl am kranken Kind tut, und versuche alles an ihm wahrzunehmen. Und solange es kontinuierlich gesundet, mache ich nichts.

Erst wenn die Besserung stagniert, oder falls es dem Kind gar wieder schlechter geht, wiederhole ich die Gabe. Dann nämlich hat die Krankheit wie ein Pferd reagiert, das ermüdet ist oder gar wieder zurückkehren will in die Richtung, aus der es herkam. Dann gilt es, erneut zum Richtungswechsel aufzufordern, mit einem sanften Zug am Zügel zu seiner wiederholten Information.

Wiederholungen von Informationen können allerdings auf die Nerven gehen – so wie die immer gleiche Automatenstimme aus der Telefonauskunft «Bitte warten, Sie werden gleich bedient!» Hahnemann meinte, das Lebendige vertrage das gleichartige Wiederholen von Informationen nicht gut. Also muß ich etwas variieren, ohne daß ich die Kernaussage des Mittels, das ich so genau herausgesucht habe, verändere – so, als ob ich jetzt das gleiche nur in einer anderen Tonlage sagen wollte. Dafür hat sich in der Homöopathie ein Vorgehen eingebürgert, das « *Verkleppern* » genannt wird: Das ist nichts anderes als ein weiteres Verdünnen und

Dynamisieren. Damit wird die Intensität der Information geändert, während das ausgesuchte Heilmittel, sei es Pulsatilla oder Bryonia, natürlich das gleiche bleibt.

Hierbei schüttet der Vater oder die Mutter ein Kügelchen oder einen Tropfen des Heilmittels in ein Glas Wasser, verdünnt es also, und rührt dann heftig mit einem Löffel hin und her, in etwa so, als schlage man Eischnee. Das entspricht der Dynamisierung des Schüttelschlages, wie Sie unschwer erkannt haben dürften. Davon geben Sie ihrem Kind dann einen Schluck, mehr nicht.

Zweites Reaktionsmuster:

Tut sich trotz «Verkleppern» nichts, was der zweiten Möglichkeit entspricht, so werde ich dann, wenn ich mir recht sicher bin, daß ich das Mittel richtig gewählt habe, auch mit Verkleppern wiederholen. Doch Vorsicht! Bei akuten Krankheiten läßt sich das zwar in Kürze wiederholen, notfalls innerhalb von Minuten, wenn die Krankheit sehr heftig ist. Doch bei chronischen Krankheiten müssen Sie Geduld haben, sonst machen Sie mehr kaputt, als Sie wollen, und Ihr Kind wird nicht gesund. Bitte fragen Sie Ihren homöopathischen Arzt! Je nach Krankheit, Verlauf und Potenz des Heilmittels müssen Sie Ihre Ungeduld zügeln und auf die Wirkung dann auch einmal bis zu vier Wochen warten.

Natürlich werden sie versucht sein, das erste Kügelchen einfach häufigst zu wiederholen, wenn sich anscheinend nicht genügend getan hat. Doch kann ich Sie vor diesem sinnlos häufigen Wiederholen nur warnen. Denn das aus der Chemie gewohnte Denken, zwei Tabletten Aspirin bewirken mehr als eine, paßt nicht in die homöopathische Medizin. Mit der Homöopathie können Sie keine Krankheit wegschießen! Vielmehr passiert dann etwas Gegenteiliges.

Falls sich nämlich trotz weniger Wiederholungen des Heilmittels nichts tut, ist es das falsche. Wiederhole ich dennoch dessen Gabe immer wieder, ziele ich mit dem falschen Mittel auf die falsche Stelle. Dann aber kann ich durch die häufig stimulierte falsche Stelle neue Beschwerden hervorrufen! Das bedeutet, daß ich dann bei einem Kind – auch einem gesunden – künstlich die Beschwerden hervorriefe, für die das fälschlich gewählte Heilmittel normalerweise heilend wirkte, denn genau diese Stelle würde es stimulieren; ich förderte damit eine sogenannte *Arzneimittelreaktion* zutage. Also Finger weg von der häufigen Wiederholung! Und wenn Sie doch einmal der Versuchung nicht wiederstehen konnten? Dann hören Sie auf, geben Sie kein Mittel mehr, bis die Wirkung abgeklungen ist. Sie können aber auch Ihren homöopathischen Arzt nach einem Gegenmittel fragen.

Und wenn das gewählte Mittel ganz nahe am richtigen wäre, wenn es nur knapp danebenläge? Bestenfalls rührte ich damit etwas Vordergründiges an und nicht das, was als erstes die Krankheit ausgelöst hatte. Das Mittel besserte den Zustand vielleicht, aber eben nur vorübergehend.

Falls sich einfach nichts Wesentliches tut, muß ich in den sauren Apfel beißen – ich muß mir eingestehen, daß ich mich geirrt habe und die Behandlung noch einmal von vorne anfangen. Ich überprüfe zunächst, ob ich alle Daten richtig aufgenommen oder vielleicht doch etwas übersehen habe. Auch frage ich die Eltern, ob ihnen noch etwas Wichtiges eingefallen ist. Nochmals suche ich nach dem richtigen Mittel, indem ich mich frage: Gab es eine gute Alternative zu dem zuerst verordneten, die mir beim ersten Mal schon aufgefallen war? Äußerste (!) Gründlichkeit ist hier gefordert, sonst wird Homöopathie zu einem für alle Seiten unbefriedigenden Herumsuchen und Ausprobieren. Ich glaube, daß mancher deshalb noch an der Wirkung der Homöopathie zweifelt, weil gerade dieser Schritt sich manchmal so ungeheuer schwierig gestaltet und Arzt, Eltern und Kind in der Regel sehr fordert. Vielleicht wird Ihnen der Vorgang anhand der folgenden Modellvorstellung etwas verständlicher.

Stellen Sie sich ein Wasserleitungssystem vor. Eines Tages läuft an einem großen Rohr oben am Berg das Überdruckventil über, wie der Dampf aus einem Dampfkochtopf zischt das Wasser heraus. Es sickert dann den Hang hinunter, sammelt sich in einer Kuhle, strömt dann vielleicht einen Weg entlang, den es bald in einen langen Teich umgewandelt hat. Schließlich läuft dieser über und überschwemmt die drei Felder darunter, die das Wasser wiederum an die zehn obersten Häuser des Dorfes weiterleiten, bis schließlich auch das restliche Dorf in einem See zu versinken droht.

Nun zieht der Bürgermeister einen Fachmann zu Rate, um das Dorf zu retten. Der erklärt, daß er alle Feuerwehren zusammenziehen, aus allen Häusern das Wasser abpumpen und gleichzeitig einen Damm anlegen könne, um das weitere Nachfließen zu verhindern. Das erinnert mich an die «Feuerwehr» Krankenhaus oder gar Intensivstation, wo unzählige Mittel versuchen müssen, das Kind zu retten. Doch warnt der Fachmann davor, daß ein Damm in dieser Situation das Wasser wohl aufstauen würde. Dann würde es irgendwann bedrohlich über den Damm treten oder ihn brechen, womit die Situation schlimmer als zuvor wäre. Das wiederum erinnert mich an die chronische Krankheit, wenn sie täglich mit einer chemischen Tablette zurückgedrängt und eben trotzdem häufig immer stärker und schlimmer wird, bis sie den Damm bricht und die Tablette nicht mehr wirkt.

Was rate ich dem Bürgermeister? Vielleicht lieber rechtzeitig höher am Berg, möglichst nahe am Ventil, die Hilfe anzusetzen, möglicherweise schon an dem Weg, der zum Teich wurde. Dann könnte er es sich ersparen, im unteren Bereich so viel Einsatz ohne dauerhaften Erfolg zu bringen. Dann würde nach unten kein neues Wasser mehr nachfließen. Das bereits hinunter geflossene wäre, falls notwendig, mit deutlich geringerem Aufwand abzupumpen. Das kenne ich von der homöopathischen Therapie, bei der ich versuche, die Ursache des Überdruckes im System oben mit einem einzigen Mittel zu beheben. Dieses soll dem Wasser eine festgefahrene Schleuse zu einem bisher abgetrennten («abgesonderten») Kanal öffnen und so den Druck abbauen, anstatt die aus dem Überfließen des Ventils hervorgehenden Flüsse und Rinnsale alle einzeln zu stopfen und wieder zu stopfen.

Je näher man dabei an das Ventil käme, desto günstiger wären die Chancen für eine dauerhafte «Reparatur». Allerdings erforderte dies eine geradezu kriminalistische Aufnahme aller Daten des Wasserschadens, um seinen Ausgangspunkt exakt auszumachen. Woran erinnert Sie das? Denken Sie nicht auch an die intensive homöopathische Befragung?

Und nun können Sie die Frage selbst beantworten, was bei der Gabe eines homöopathischen Heilmittels passiert, das nur nahe an der eigentlichen Ursache wirkt. Es hilft letztlich nur vorübergehend, es heilt nicht eigentlich, weil die dahinterstehende Ursache – der Überdruck im oberen Leitungssystem – fortbestehen bleibt. So wäre uns mit dieser vordergründigen Methode zwar eine kurze Pause gegönnt. Doch der fortbestehende Überdruck bliebe ein Krankheitsherd. Tatsächlich zeigt sich, daß dieser nicht gelöste Druck sich mit der Zeit bemerkbar macht. Jedenfalls wirkt das nur annähernd passende Heilmittel irgendwann nicht mehr. Gehe ich also nicht an den allerersten Ursprung der Krankheit, soweit er für mich faßbar ist, riskiere ich, daß ich auch homöopathisch die Krankheit nur vorübergehend kaschiere. Leider dürfte dies gar nicht so selten vorkommen. Dies kann man homöopathisches Verdrängen nennen. In einer Notlage, in der ich das eigentliche Mittel, das den Überdruck genau reguliert, nicht finde, mag diese Möglichkeit auch einmal eine Hilfe sein. Doch wiederholt durchgeführt, verschleiert mir diese Vorgehensweise leicht den Weg zum «Überdruckventil» und hemmt damit die tatsächliche Heilung.

Drittes Reaktionsmuster:

Bei der dritten Möglichkeit gebe ich einem Kind ein Kügelchen, und seine Symptome verschlimmern sich! Was nun? Das kann doch nicht der Sinn der Sache sein!? Da habe ich ein Globulus gegeben, und es geht dem Kind schlechter! In solch schwierigen Situationen brauche ich eine einleuchtende Erklärung, um die richtigen Konsequenzen ziehen zu können.

Diese sogenannte *Erstreaktion* läßt sich ebenfalls mit Hilfe unserer Vorstellungen verstehen. Sie bringen eben Unruhe in das Krisengebiet, wenn Sie es mit einem dynamisierten Heilmittel ansprechen. Denken Sie an die Symbolik des Schüttelschlages! Da kann auch zuerst einmal eine Unruhe entstehen, wenn Sie so mitten ins Zentrum einer Krankheit gehen und die «verrostete Schleuse» lösen wollen. Manchmal löst Unruhe nicht gleich die festgefahrene Situation, sowenig wie ein Telefonanruf sofort eine alte festgefahrene Streitsituation in einer Familie lösen wird. Vielmehr wird ein (Telefon-)Gespräch eventuell nur das Gefüge erschüttern und die alten Wunden in der Familie aufreißen und spürbar werden lassen; das ist das, was man in der Homöopathie eine *Erstreaktion* nennt. Sie zeigt durchaus, daß das richtige Heilmittel gewählt wurde, obwohl es dem Kind zunächst schlechter geht – ich jedenfalls weiß nach Eintreten der Erstreaktion, daß ich den «wunden Punkt» getroffen habe. Vielleicht war die Potenz des Mittels nicht fein genug auf die Situation abgestimmt, was einem fehlenden Fingerspitzengefühl bei einem Telefonat entspräche. Dann können sich bei einem Kind die vorhandenen Beschwerden verstärken, das Fieber wird steigen und die Unruhe sich mehren. Erst nach dieser Erstreaktion, wenn das Gefüge in Bewegung gekommen ist, wendet sich das Blatt, und dem Kind geht es besser. Auch der telefonisch angebotene Friede in der Familie wird erst dann in Kraft treten, wenn die durch das An- und Besprechen aufgerissenen alten Wunden neu überdacht werden können. Bei dieser Reaktionsform brauchen die Eltern des Kindes also etwas Geduld sowie einen erfahrenen homöopathischen Arzt, der ihnen sagt, ob es sich um eine Erstreaktion oder um eine Verschlechterung der Krankheit handelt.

So braucht Homöopathie Beobachtungsgabe und Fingerspitzengefühl. Diese Form der Medizin ist etwas Sensibles, sie will nicht nur sanft heilen, sondern auch mit Bedacht angewandt werden. Ich beobachte nicht selten, daß sich zuerst die psychischen Beschwerden bessern. Das hat sich als gutes Zeichen erwiesen, denn die körperlichen Symptome ziehen in der Regel nach. Anders verhält es sich bei der Verschlimmerung psychischer Symptome, wenn sich gleichzeitig körperliche Beschwerden verbessern. Hier rate ich zur Vorsicht. Nach meiner Erfahrung hat das Heilmittel dann etwas Vordergründiges, aber kaum den Hintergrund angesprochen! So kann es den Verlauf verschlimmern, wenn ich dieses

Mittel wiederhole. Da muß die Mittelwahl sorgfältig überdacht werden. Das gleiche gilt, wenn die Symptome aufsteigen. Es spricht eher für eine Besserung, wenn beispielsweise ein Hautausschlag vom Kopf zu den Füßen zieht als umgekehrt. Schließlich heilen in der Regel zuerst die inneren Störungen, am Schluß erst die äußeren wie die der Haut *(Heringsche Regel)*; auch hier gilt, daß nach Gabe eines Heilmittels eine deutliche Besserung der Haut bei einer Verschlimmerung der inneren Störungen eher auf ein falsches, verdrängendes Mittel hinweist.

Viertes Reaktionsmuster:

Schließlich gibt es noch Menschen, die sehr sensibel auf homöopathische Heilmittel reagieren und möglicherweise überreagieren. Sie bekommen jedesmal eine Verschlimmerung. Da habe ich etwas entwickelt, das ich die *Kannenmethode* nenne. Das ist ganz einfach zu verstehen. Offensichtlich ertragen diese Menschen die Unruhe nicht gut, die das homöopathische Heilmittel auslöst. Dann müßte man es eben noch mit ein bißchen symbolisierter Ruhe versehen. So rate ich den Eltern dann, das homöopathische Kügelchen oder einen Tropfen in die größte Wasserkanne, die erreichbar ist, fallen zu lassen. Auf keinen Fall soll umgerührt werden, denn ich will doch die Unruhe nicht mehren. Vielmehr soll das Kügelchen sich in Ruhe auflösen können. Einen halben Tag später lasse ich dann einen kleinsten Schluck davon nehmen. Das klappt, ich habe es ausprobiert, und auch die besonders empfindlichen von unseren Kindern reagieren sanft.

Eine Vorsichtsmaßnahme

Hahnemann wies noch darauf hin, daß man die Homöopathie nicht stören solle durch die zusätzliche Einnahme anderer Medikamente; er forderte eine «unarzneiliche Diät». Damit meinte er sogar pflanzliche Heilmittel wie den Kamillentee. Heute ernähren wir uns allerdings in der Regel mit so vielen Reizstoffen dieser Art, daß wir diese gewöhnt und sie für uns keine Arzneimittel mehr sind. Auf zahlreichen internationalen Kongressen habe ich diese Frage mit Kollegen diskutiert, und viele sind zu der Erkenntnis gekommen, daß das Kind seine Ernährung nicht ändern muß. Es sollte allerdings nicht unbedingt innerhalb der Wirkungszeit des Heilmittels eine Tasse oder ein Fläschchen eines Tees zu sich nehmen, den es zuvor kaum getrunken hat, das könnte unter bestimmten Umständen stören. Das beste Heilmittel allerdings, wenn ich es gefunden haben sollte, ist auch durch ein ungewohntes Nahrungsmittel nicht störbar.

Wer heilt, hat recht, wer nicht heilt, muß etwas ändern!

Mit der Gabe des homöopathischen Kügelchens habe ich nun alles vorherige Denken, die Wahl des Mittels, der Potenz und der Dosis in die Waagschale der Realität geworfen. Denn die Realität ist der einzig legitime Richter der Medizin. Ihr gegenüber ist alle medizinische Theorie grau. Sie ist sowenig zu täuschen wie das Leid des kranken Kindes, das einfach vorhanden und nicht wegzudiskutieren, vielmehr nicht selten elendig wahr ist. Da läßt sich ein Mißerfolg nicht einfach wegdenken. Wer nicht heilt, versagt wirklich, versagt in der Realität des kranken Kindes. Doch auch die Heilung ist wirklich, sie ist faßbar im tatsächlichen Wohlbefinden des Kindes und in der Freude von Kind und Eltern. Auch sie läßt sich nicht verdrängen, auch dann nicht, wenn sie diesmal nur durch ein Kügelchen zustande kam, das kein Molekül eines Wirkstoffes enthält, sondern lediglich Information, aber eben doch Information. Wenn Sie Ihre Zeitung ins chemische Labor bringen, findet dieses auch nichts mehr von dem Artikel, den Sie gelesen haben, sondern nur Druckerschwärze und Papier! Die Information geht verloren, obwohl Sie diese vorher stundenlang mit Ihren eigenen Augen wahrgenommen haben, und sie möglicherweise einen tiefen Eindruck bei Ihnen hinterlassen hat. Daran merke ich, daß sie da war, obwohl sie chemisch nicht auffindbar ist! Chemie ist längst nicht alles in der wirklichen, auch nicht in der wissenschaftlichen Welt. Die Information aus dem homöopathischen Kügelchen ist gleichfalls nur meßbar durch den Eindruck bzw. die Wirkung auf das Kind, ob sie es verändert hat oder nicht. Wer heilt, hat recht!

Die Realität hat recht! Wirkt das Kügelchen nicht, dann war es das falsche, auch wenn es theoretisch noch so gut gepaßt hat. Wirkte es, dann stimmte alles, und dann ist es letztlich egal, warum es wirkte. Wie gern lächelt man über seine Vorfahren, die nicht durch das Fernrohr des Herrn Galilei schauen wollten, weil sie in ihren Büchern gelernt hatten, daß das, was sie durch das Fernrohr sehen würden, nicht sein konnte. Dann wollten sie lieber erst gar nicht durchschauen, die Herren der alten Schule, die Kardinäle der Scholastik. «Wie einfältig sie doch waren», lernt man heute über sie zu denken.

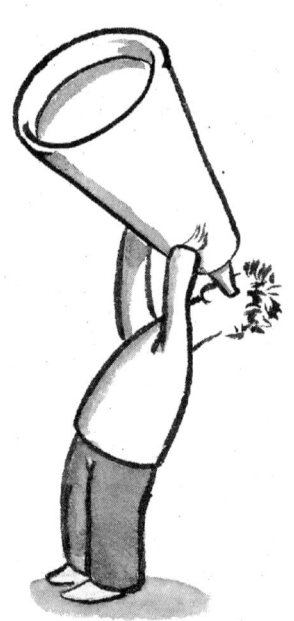

Doch kommt der Hochmut vor dem Fall. Manche glauben auch heute im voraus zu wissen, daß Homöopathie nicht funktionieren kann, nur weil sie zu denken gelernt haben, Medizin müsse Chemie sein, ohne selbst unvoreingenommen die Probe der Realität gemacht zu haben. Gegen ebendieses Vorgehen einer weltfremden Schulweisheit, die sich selbst und ihren Büchern mehr glaubt als der Realität, wehrte sich ursprünglich einmal die Wissenschaft mit Galilei. Wer heute wieder mehr seinen Büchern als der Realität glauben will, begeht also eigentlich Verrat an der Wissenschaft und dem Erbe des Herrn Galilei; er ist kein Wissenschaftler, eher ein Glaubenschaftler. Dabei gibt es glücklicherweise durchaus ein Denken und Wissen in der modernen Wissenschaft, in das sich die Homöopathie problemloser eingliedern läßt. So geht der renommierte Wissenschaftler und Atomphysiker Carl Friedrich von Weizsäcker davon aus, daß die Homöopathie durch die physikalische Quantentheorie erklärbar sein wird. Leider lernen wir Mediziner zuwenig von ihr, so daß wir auf die Physiker warten müssen. Dafür haben wir, wenn wir die Homöopathie anwenden, die tägliche Erfahrung.

Auch Sie können Homöopathie erfahren. Bleiben Sie dabei bitte immer strikt in der Wirklichkeit. So sollten Sie zum Beispiel nicht der Versuchung erliegen, etwas in das Geschehen hineinzudeuten. Vage Verbesserungen, wie «Na ja, dem Kind geht es wohl ein bißchen besser...» oder «Der rechte Fuß ist möglicherweise heute nicht mehr ganz so kalt wie der linke...», reichen einfach nicht aus für einen Wirksamkeitsnachweis des gegebenen Kügelchens. Die richtige Wirkung des homöopathischen Kügelchens ist deutlich, eher überraschend deutlich. Sonst muß ich akzeptieren, daß ich eben nicht das richtige Mittel gewählt habe. Bei einer akuten Krankheit ist eine rasche und durchgreifende Besserung des Allgemeinzustandes innerhalb von Minuten bis maximal eineinhalb Tagen der einzige Hinweis für die gute Wirkung, bei chronischen Krankheiten kann das Gesundwerden länger dauern, aber es muß immer eine tatsächliche, sanfte und dauerhafte Wirkung unübersehbar sein, selbst wenn Sie zuweilen eine Portion Geduld aufbringen müssen. Schließlich sickert, um zum obigem Bild zurückzukehren, das bereits ausgelaufene Wasser auch nach dem Versiegen des Überdruckventils noch eine Zeitlang den Berg hinunter. Doch die Wirkung muß deutlich und alles andere als zufällig sein, sonst war es das falsche Mittel, oder etwas anderes stimmte nicht!

Homöopathie ist keine Religion, und sie darf keine werden. Wirkt sie nicht, so wirkt sie nicht! Schaffe ich es nicht, ein Kind in angemesser Zeit homöopathisch zu heilen oder wenigstens seinen Zustand deutlich zu verbessern, und ist irgendeine gesundheitliche Gefahr im Verzug, so greife auch ich notfalls zur chemischen Keule, dann gebe auch ich sogar einmal zunächst ein Antibiotikum, um danach den Hintergrund des Infektes homöopathisch anzugehen.

Ich wiederhole: Homöopathie ist keine Religion, bitte vergessen Sie das nicht, wenn Sie nach den ersten Erfolgen meinen, nun nur noch homöopathische Heilmittel nehmen zu wollen. Niemand ist perfekt, und die Homöopathie ist es bei ihrer gerade zweihundertjährigen Geschichte gewiß auch (noch?) nicht. Der Erfolg darf uns nicht trunken machen; nur das Wohl des Kindes entscheidet. Da muß der Arzt befragt werden, der homöopathisch ausgebildete Arzt, der als einziger entscheiden kann, welche Therapie die richtige ist. Denn die Realität kümmert sich nicht um unsere Wünsche; «Himmel und Erde kennen kein Erbarmen», sagte der weise Laotse. Nur wer gelernt hat, alles offen in Erwägung zu ziehen, ist ein guter Arzt. Er weiß, wann er die Homöopathie anwenden kann. Auch Sie als Mutter oder Vater sollten weise mit der Homöopathie umgehen und sich klare Grenzen setzen, wann Sie Ihr Kind – ohne Ihren homöopathischen Arzt! – behandeln wollen. Dies ist gar nicht so schwer, denn es gibt auch in der Homöopathie so etwas wie eine Basismedizin, eine Art Grundschule für den akuten Fall, wenn der Arzt nicht erreichbar sein sollte oder Sie mit Ihrem Kind im Urlaub sind, und eine Hohe Schule, die Experten vorbehalten bleiben sollte.

Die Grundschule und die Hohe Schule der Homöopathie

Wenn Sie mir bis hierhin gefolgt sind, so werden Sie gleich mühelos erkennen, wie der Anstieg von der ersten Grundschulklasse der Homöopathie bis zur Klasse 13 aussieht.

Die eigentümlichen Symptome sind eingehend diskutiert. Sie sind die Basis der klassischen Homöopathie und der Schlüssel zu jenen Erfolgen, die die Homöopathie berühmt gemacht haben. Ohne das Wissen um die eigentümlichen Symptome würde die Homöopathie eher auf tönernen Füßen stehen und, wenn überhaupt, nur kleine und vorübergehende Scheinheilungen bewirken. Daher muß der erste Schritt in der Homöopathie nach der klaren und ungestörten Aufnahme der Beschwerden des Kindes immer der Auslese dieser Symptome gewidmet sein.

Haben Sie das gelernt, bräuchten Sie eigentlich nur noch jenes Heilmittel zu kennen, welches zu diesen auffallenden Symptomen exakt paßt, und schon könnten Sie mit der homöopathischen Behandlung beginnen. Dazu will der zweite Teil dieses Buches eine erste Anleitung bieten. Auf diese Weise läßt sich so manche akute Krankheit zunächst einmal beheben und nebenbei ein erstes Vertrauen in die Homöopathie gewinnen.

Doch keineswegs läßt sich jedes langdauernd oder chronisch kranke Kind auf diese Art «schnell, sanft und dauerhaft» heilen, wie Dr. Samuel Hahnemann es bei der Erarbeitung der Homöopathie forderte. Denn allzu häufig finde ich bei der Befragung und Untersuchung eines Kindes mehrere Symptome, die ich nicht sicher einem einzigen bestimmten Heilmittel zuordnen kann, sondern die zu mehreren passen könnten. Nun könnte ich ja einfach alle annähernd passenden Heilmittel auf einmal dem Patientenkind eingeben. Doch hat es sich herausgestellt, daß die gleichzeitige Gabe mehrerer Heilmittel in der Homöopathie von Nachteil ist. Vergessen Sie also bitte nicht: Immer nur ein Mittel wählen, und zwar das beste, und niemals mehrere gleichzeitig geben!

Warum ist das wohl so? Wenden Sie doch einfach Ihr neues Wissen an. Die auffallenden Symptome, so hatte sich herausgestellt, führen uns zu einer Idee im Hintergrund, so wie Claudias morgendlicher Kopfdruck uns offenbarte, daß sie mit dem Druck ihres Lehrers nicht fertig wurde. Eigentümliche Symptome wirken wie körperliche Abbilder aus der Seele, wie körperliche Schatten aus einer anderen Welt der Ideen, zu der sonst kaum ein direkter Zugang besteht. Aus diesem Reich werden die so auffallenden Symptome offensichtlich von einer Idee wie der Schulangst produziert. Daher verbindet eine solche Idee wie eine Mutterpflanze ihre Sprößlinge zu einer Familie. Der Idee ist dabei wie der Mutterpflanze das Verbindende, das allen Gemeinsame zu eigen, das sich in all diesen Symptomen äußert und abbildet.

Daher muß ich die Idee erreichen, will ich, daß die Produktion von Krankheitssymptomen aufhört. Interessanterweise scheint es sich hier um eine einzige Hintergrundidee zu handeln. Das zeigt sich daran, daß in der Regel ein einziges bestimmtes Heilmittel für die Heilung reicht, wenn es das richtige ist. Offensichtlich gibt es also im Unbewußten so etwas wie eine erste Ursache, eine Urmutter aller Ideen. Dann müssen die anderen auftauchenden Ideen immer von dieser ersten ausgehen. Sie sind, um im Bilde zu bleiben, bereits Töchter der ersten Mutterpflanze, und haben wiederum jede eine Unterfamilie, «Enkel», aufgezogen. Daher gilt es nun herauszufinden, welches der passenden Heilmittel dasjenige ist, das zu dieser ersten, der Ururgroßmutter-Idee paßt, von der einmal das ganze heutige Kranksein unseres Kindes ausgegangen ist.

Wie finde ich diese erste Idee? Ich stoße zum Beispiel auf sie, wenn ich nach der zeitlich ersten Ursache der Krankheit fahnde. War unser Kind gesund, und hat erst die Einschulung es gesundheitlich aus der Bahn geworfen? War es fit, bis es drei Tage unter die Fittiche der Tante kam? Oder begann alles vielleicht mit einem Unfall beim Fußballspielen? Im letzteren Fall würde ich aus den Heilmitteln, die zu den seltsamen Symptomen passen, dasjenige herauspicken, von welchem ich weiß, das es eines für Verletzungsfolgen ist. Damit hätte ich auch dieses Problem gelöst.

Wenn es denn immer so einfach wäre! Die Anfänge von Claudias Leistungsangst beispielsweise verschwinden im dunkeln, irgendwo in den frühkindlichen unbewußten Anfängen, und hier hilft mir die Suche nach dem Anfang wenig, denn ich kenne und finde ihn nicht. Hier muß ich eine andere Methode anwenden. Mit dieser Methode begebe ich mich in die den Experten vorbehaltene Hochschule der Homöopathie, die aber auch neben einer höheren Trefferquote die wirklich tiefgründigen und langzeitigen Heilungen mit sich bringt.

Dieses Verfahren hört sich zunächst sehr leicht an. Nachdem ich die zu den eigentümlichen Symptomen passenden Heilmittel herausgesucht habe, vergleiche ich einfach die Idee, die hinter der Krankheit des Kindes steht, mit den Ideen, die hinter den Mitteln stehen; ich wähle also für Claudias Angst vor dem Lehrer ein Mittel aus, von dem ich weiß, daß es eines für Ängste vor Autoritäten ist. Einfach und logisch, nicht wahr?

Das täuscht! Finden Sie einmal die Idee hinter der Krankheit Ihres Kindes, das, was es ganz ursächlich drückt! Das wird nicht immer so leicht sein wie bei Claudia. Da jeder seinen Angehörigen zu nahe steht, um aus der Distanz den Hintergrund der Krankheit herauszufiltern, sollten Sie dies auch besser einem homöopathischen Arzt überlassen.

Natürlich kann ich versuchen, die Idee an den Symptomen, die sie wie körperliche Schatten abbilden, zu erkennen. Diese Idee läßt sich zum Beispiel psychisch deuten. Aus kalten Füßen schließe ich dann leicht auf Angst im Unbewußten. Ein Hautausschlag ist eine Krankheit, bei der die Haut ausschlägt – worauf will unser Kind schlagen, was sitzt ihm auf der Pelle? Die Krankheit hängt hier offensichtlich mit einer unterdrückten Aggression zusammen. Nicht anders bei einem langdauernden Husten – wem will das Kind etwas husten?

Doch reicht diese einfache Deutung bei weitem nicht aus, selbst wenn Sie die eigentümlichen Symptome genau erarbeitet haben sollten. Denn viel zu viele Mittel passen zu einer unterdrückten Aggression. Außerdem drängt sich sofort die nächste Frage auf: Und warum ist die Aggression unterdrückt? Es gibt schließlich zahllose Gründe dafür, eine Aggression zu unterdrücken. Diesen Grund aber gilt es zu behandeln, bewirkt er doch die Unterdrückung der Aggression.

Sie sehen bereits, daß diese einfache Deutung nur ein erster Hinweis sein kann. Ich muß mich vielmehr hinsetzen, mir sehr viel Zeit nehmen und mit Kind und Eltern lange sprechen, um zu schauen, wo der erste oder eigentliche Auslöser war. Das ist harte Arbeit. Erst dann, wenn ich den ganzen Mechanismus zu durchschauen glaube oder den Urgrund der Krankheit wenigstens erahne, kann ich den zweiten Schritt tun und ein Mittel suchen, von dem ich weiß, daß es Krankheiten mit dieser Ursache heilen kann. Ich suche also die Urmutteridee und dann ein Mittel, das exakt auf sie paßt. Diese Ideen darzustellen, bräuchte nicht nur viele Bände und sprengte unser Buch; es bedarf auch einer sehr großen Erfahrung, um diese zu verstehen und anzuwenden.

Der Arzt, der diese Methode ausübt, muß empfindsam sein. Er darf nicht voreingenommen, sondern nur unbefangen an das Kind herangehen. Er muß ein feines Ohr dafür entwickeln, was zwischen den Zeilen, zwischen den Worten herüberkommt. Er muß lernen, sich von sich selbst zu distanzieren. Dafür muß er selbst ausgeglichen sein, andernfalls sollte er sich zunächst selbst homöopathisch behandeln lassen. Denn sonst sieht er seine eigenen Probleme im Patientenkind, projiziert sie auf es. Sonst empfindet er manches als sonderbar, was es vielleicht gar nicht ist, und manches Sonderbare als normal, weil es auch an ihm gestört und nicht normal ist. Schließlich muß er lernen, lernen und nochmals lernen, Fakten sammeln und Erfahrungen machen, schließlich sich Psychologie und Philosophie widmen. Dies ist allerhöchste ärztliche Kunst. Verstehen Sie, warum sie als die Hohe Schule der Homöopathie bezeichnet wird?

Dann sucht der Arzt die Idee in der Krankheit. Dabei gibt es die Meinung, daß seelische Leitsymptome wichtiger seien als körperliche: Dann trennt man die psychischen Symptome als Leitsymptome von den sonderlichen Symptomen. Ich halte das nicht für ganz richtig. Denn in den körperlichen Symptomen drückt sich auch, wie Sie gesehen haben, das Seelische aus, d. h., ich kann oft am Körper die Seele «lesen». Und die seelischen Symptome sind keineswegs von den körperlichen zu trennen. Jeder kennt beispielsweise die seelische Niedergeschlagenheit oder die nächtliche

Unruhe, die eine Grippe begleiten können. Schließlich sei daran erinnert, daß Unbewußtes körperlich wie seelisch wahrgenommen wird; denn das Herz schlägt unbewußt, und der Darm verdaut die Speise auch ohne unser bewußtes Denken.

Daher trennt die Homöopathie eben gerade nicht – ich behandele *nicht seelisch und nicht körperlich, sondern homöopathisch*, das heißt das ganze Kind. Bitte, führen Sie sich das vor Augen, wenn Sie im zweiten Teil psychische Bilder für körperliche Vorgänge finden. Ich verwende diese Bilder nur, weil körperliche Vorgänge so oft besser verständlich werden. Ich denke, daß ich homöopathisch am ehesten eine *Funktion* behandele; so stellen Claudias drückendes Kopfweh und der Druck, den sie vom Lehrer spürt, die gleiche Funktion dar, nämlich einen Druck auf verschiedenen Ebenen, einmal körperlich, einmal seelisch. Homöopathisch interessiert uns einfach der Druck! Ich behandele ihn mit dem gleichen Mittel, ganz egal, ob er sich mir nun psychisch oder körperlich äußert.

Sie denken, daß das alles für Sie und Ihr Kind zu schwierig sei? Überlassen Sie doch einfach diesen schwierigeren Part dem homöopathischen Arzt Ihres Vertrauens. Aber tun Sie, was Sie können! Und dies ist genug, um am Wochenende oder im Urlaub Erste Hilfe zu leisten. Dazu gibt Ihnen der zweite Teil dieses Buches nun reichlich Anregungen.

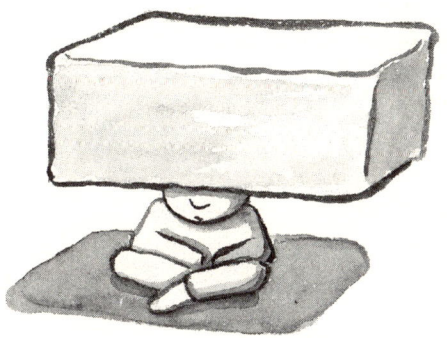

Teil 2: **Die homöopathische Grundschule**

Das grundsätzliche Vorgehen

Nur grundlegend kann ich Sie hier in die Homöopathie einführen. Ich möchte mit diesem Buch vor allem erreichen, daß Sie die Lücke besser füllen können, die Ihnen dann entsteht, wenn die homöopathischen Ärzte Ihres Kindes einmal nicht erreichbar sind. Ziehen Sie bitte bei all den Fragen einen Arzt hinzu, bei denen Sie sich nicht sicher sind oder bei denen ich Sie darauf verweise. Denn diese Lektüre ersetzt nicht das Medizinstudium! Dies gilt auch, wenn Sie bei der Behandlung auf offenkundige Blockaden stoßen. Das kann zum Beispiel der Fall sein, wenn Ihr Kind immer dann krank wird, sobald Sie beruflich sehr engagiert sind. Dann gewinnt es möglicherweise etwas durch die Krankheit, nämlich mehr Zuwendung durch Sie als sonst; wir nennen das *Krankheitsgewinn*.

Wie finden Sie das richtige Heilmittel?

1. Sie sammeln sorgfältig alles, was Ihnen an Ihrem Kind auffällt, auch scheinbare Nebensächlichkeiten.
2. Sie notieren, was Ihnen davon eigentümlich (s. S. 21 ff.) erscheint.
3. Sie suchen nach einem Mittel, das zu diesen eigenartigen Beschwerden soweit wie möglich paßt. Dazu schauen Sie zunächst in die Übersichtabelle der wahrscheinlichen Krankheit, dort finden Sie links die Symptome, in der Mitte das dazu gehörende Heilmittel und rechts die Seitenzahl, auf der ich das Arzneimittelbild ausführlich erläutert habe. Bitte nehmen Sie die Übersichtsschemata nur zur groben Orientierung, Erfolg bei der Behandlung werden Sie nur haben, wenn Sie das gesamte Arzneimittelbild kennen. Jedes Mittel wird übrigens nur einmal ausführlich dargestellt, und zwar beim ersten Auftreten, später verweise ich darauf.
4. Bitte lesen Sie diese ausführliche Beschreibung genau: Betrach-

ten Sie zuerst die Leitsymptome, die Sie in der Reihenfolge zum Kapitel gehörige Symptome, psychische Symptome, Modalitäten (s. S. 25) und restliche Symptome von Kopf bis Fuß finden. Bedenken Sie dabei: Es müssen nicht alle passen.

5. Passen bei diesem Vorgehen mehrere Mittel, vergleichen Sie – wie mit der Seele tastend – das Grundproblem des Kindes mit der Idee dieser Mittel.

   Lesen Sie dazu bitte den Absatz «Die bildhafte Als-ob-Idee», die ich zur größeren Eindrücklichkeit überzogen verdeutliche, und das Stichwort, unter dem ich die Idee noch einmal zusammengefaßt habe.

6. Wählen Sie immer nur ein Heilmittel aus!

Wie dosieren Sie richtig?

1. Geben Sie einmal 1 Kügelchen (= 1 Globulus) oder 1 Tropfen D30 oder C30.

2. a) Warten Sie ab, wiederholen Sie keineswegs grundlos!

   b) Wiederholen Sie nur, wenn die Genesung eindeutig stagniert oder nach einer Besserung eine erneute, deutliche Verschlechterung eintritt.

   c) Wiederholen Sie nicht pur, sondern «verkleppert» (s. S. 44).

   d) Hören Sie sofort auf zu wiederholen, wenn das Mittel eindeutig nichts mehr bewirkt (s. S. 45 ff.) oder wenn Sie das Mittel schon mehr als zweimal in diesem Krankheitsfall wiederholt haben.

3. Geben Sie niemals ein homöopathisches Mittel in der Phase der Besserung, auch nicht die erste Gabe, sondern warten Sie ab! Sonst können Sie den Genesungsprozeß stören!

Was ist die «bildhafte Als-ob-Idee»?

Da die Krankheit mit ihren Leitsymptomen auf ein einziges Mittel hin verschwindet, sieht es so aus, als ob ein einziger Drahtzieher hinter all diesen Leitsymptomen gestanden hätte. Da sich folglich dieser Drahtzieher in den Leitsymptomen äußert, können wir ihn an diesen wiedererkennen (s. S. 23, 56).

Nehmen wir als Beispiel das Befinden zweier Geschwister: Marianne ist richtig krank geworden. Ihr Gesicht ist heiß und rot, sie sieht ein wenig wie betäubt aus, und das ist sie auch, denn sie spricht vom «Nebel im Kopf». Nur liegen will sie, nichts denken; sie fröstelt und zittert und muß wohl Fieber haben. Im Schlaf schreckt sie auf und hält sich am Vater fest, als hätte sie Angst zu fallen.

Ihr Bruder David sitzt in dieser Zeit in der Schule. Die ganze Nacht hat er sinniert, weil er heute eine Rechenarbeit schreibt. Und er fürchtet sich vor dieser Lehrerin. Jetzt ist es soweit, die Arbeit wird ausgeteilt, alle haben zwei Stunden Zeit. Der Schreck fährt David durch die Glieder, als er anfängt, das Aufgabenblatt zu überfliegen. Das hat er nicht gewußt, daß er das lernen sollte. Er spürt eine Hitze aufziehen, sein Kopf wird ganz heiß und bene-

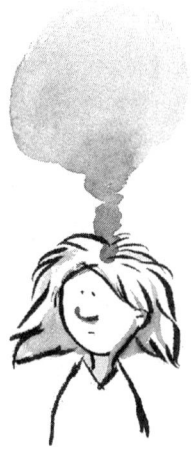

belt. Er bekommt schwere Arme, der Füller zittert, es fröstelt ihn. Ob ich durchfalle? kann er nur denken, und diese Gedanken blockieren ihn so, daß er nichts denken mag und am liebsten nur im Bett liegen will.

Davids Gefühle lassen sich nachvollziehen. Das Mittel für diesen Hintergrund und die durch ihn ausgelösten Beschwerden ist Gelsemium (s. S. 123). Bei Marianne erscheint der Hintergrund keineswegs so klar, doch ihre körperlichen Symptome können wir fassen. Vergleichen wir ihre Beschwerden mit denen Davids, zeigt sich eine erstaunliche Übereinstimmung. Beide zittern, sind benebelt, schrecken auf, können nicht klar denken, frösteln bei heißem Gesicht und wollen nur liegen.

Marianne bietet ein ähnliches Bild wie David, und beiden ist das Bild des Arzneimittels «Gelsemium» ähnlich; tatsächlich hilft beiden Gelsemium. Also muß bei beiden eine ähnliche Idee den Drahtzieher spielen! Obwohl ich nur bei David von einem Schreck wie einem Tiefschlag weiß, bietet Marianne ein ähnliches Bild, als ob auch sie einen solchen Schreck erlitten hätte. Ich spreche dann von einer *bildhaften Als-ob-Idee*. Dabei ist es gleichgültig, ob ich die Idee begreife wie bei David, oder ob ich, wie bei Marianne, lediglich Beschwerden finde, die so aussehen, als ob eine solche Idee dahinterstünde, ohne daß ich sie irgendwie psychisch fassen kann. Dann ist die Idee körperlich ausgedrückt, wie in eine Skulptur gegossen, und ich finde sie nur in den Leitsymptomen abgebildet wie das mathematische Funktionsbild des Kreises in Sonne und Mond.

Aber bitte! Niemals nach der Idee allein das Mittel aussuchen. Sie werden sonst immer die Idee finden, die Sie selbst zur Zeit am meisten beschäftigt. Es geht nicht ohne die Fakten der Leitsymptome. Stellen Sie ein sicheres Leitsymptom über jede Idee. Sie kommen sonst fürchterlich ins Schwimmen!

Besonderheiten beim Säugling

Die Idee werden Sie am wenigsten beim Säugling erkennen können. Säuglinge erzählen ihre Probleme nicht – so können Sie auch
nicht die Empfindung ihrer Beschwerden unterscheiden und sind
oft auf recht undifferenzierte Daten angewiesen. Oft können Sie
nur die Verschlimmerungen zu bestimmten Zeiten und die Reaktion auf Körpernähe, Nahrung, Wärme und Kälte erfassen.

Angesichts dieser Schwierigkeit habe ich die Heilmittel, die bei
Säuglingen vor allem in Frage kommen, besonders ausführlich
dargestellt: Arsenicum album (s. S. 99), Belladonna (s. S. 101),
Borax (s. S. 102), Calcium carbonicum (s. S. 104), Chamomilla
(s. S. 105), China (s. S. 106), Cina (s. S. 107), Ignatia (s. S. 110),
Lycopodium (s. S. 75), Magnesium phosphoricum (s. S. 183),
Natrium chloratum (s. S. 77), Pulsatilla (s. S. 83), Phosphorus
(s. S. 116), Sepia (s. S. 144), Silicea (s. S. 84), Staphisagria (s. S. 86)
und Sulfur (s. S. 88).

Nach der chemischen Keule –
Folgen chemischer Arzneimittel

Die antibiotischen Nachkriegskinder haben Sie schon im ersten
Teil des Buches kennengelernt (s. S. 13). Wenn ihre Eltern das erste
Mal mit ihnen in die homöopathische Sprechstunde kommen,
bringen sie einen ganzen Sack leerer Antibiotikaflaschen mit, und
dem Kind sieht man den Krieg an, der über es hinweggezogen ist.
Erschreckt hat mich, daß genau jene homöopathischen Heilmittel,
die auf seelisch unterdrückte Kinder passen, auch chemisch behandelten Kindern helfen. Was tun wir diesen Kindern an!?

Aber nicht nur Antibiotika können langfristig blockieren, und
es sind auch nicht nur die Cortisonsalben. Letztlich blockiert jede
«un-homöopathische» Behandlung, die nicht an die hintergründige Wurzel rührt und die dementsprechend den Hintergrund auf-

staut und rückstaut – wie in dem Bild mit dem Wasser aus dem Überdruckventil (s. S. 46 f.). Damit bleibt die hintergründige Idee außen vor und kommt leider meist über ein anderes Hintertürchen wieder herein. Asthma nach Neurodermitis ist z. B. eine typische Konstellation. Dabei ist es nicht die Nebenwirkung des Cortisons oder eines anderen Mittels, sondern eben die Blockade des Hautausschlages, des Aus-schlages von innen, die offensichtlich den Hintergrund aufstaut und dann ersatzweise als Asthma «abfließt». So verändert sich das Kind vordergründig, ihm geht es nach einer chemischen Behandlung zuerst scheinbar besser, dann aber wieder in dieser oder in einer anderen Form schlechter, und bei all dieser Verformung des Vordergrundes der Krankheit bleibt das Hintergrundproblem doch unverändert bestehen.

Ich hielt dies noch vor zehn Jahren für eine allzu graue Theorie. Doch schauen Sie sich die Neurodermitiskinder an! Sabine beispielsweise leidet an einem Ellbogenekzem. Neurodermitis, sagt der Arzt. Ihre Eltern cremen und cremen, der Ausschlag verschwindet, alles scheint in Ordnung zu sein. Doch leider allzu oft kommt es danach zu einem plötzlichen, gewaltigen Schub, und Sabines Gesicht und Brust beispielsweise werden trocken wie Papier, und sie jammert Tag und Nacht, weil alles so brennt und juckt. Also scheint doch ein Hintergrund dagewesen zu sein, der von der Salbentherapie nicht erreicht worden ist. Und er erscheint außerdem oft noch stärker als zuvor auf der Haut. Solange wir keine bessere Erklärung dafür haben, scheint mir die Vorstellung vom Aufstau des Hintergrundes am ehesten der immer wieder erfahrenen Realität zu entsprechen. Daher kommt es auch nicht so sehr darauf an, ob viel oder wenig Cortison oder eine Salbe aus einem chemischen oder einem pflanzlichen Wirkstoff angewandt wurde. Denn in dem Moment, in dem etwas den Ausschlag wegnimmt, ohne den Hintergrund zu heilen, ist eben eine Unterdrückung des Hintergrundes entstanden, ein Stau, der sich rächen kann. Sie streichen doch wohl auch eine kaputte, feuchte Wand nicht einfach über? Mit der Homöopathie können wir der Krankheit wieder ihren Ausdruck geben, um sie dann zu überzeugen, anstatt sie zu unterdrücken und ihr die Sprache zu verschlagen.

Bitte wiederholen Sie Heilmittel hier nicht zu oft! Geben Sie lieber nur 1x heute 1 Kügelchen C30 oder D30 und warten Sie einen ganzen Monat ab. Ausgebildete Ärzte geben sie meist als C30, D30 oder C200 ein einziges Mal, ohne jede Wiederholung!

Übersicht Folgen chemischer Behandlung

Beachten Sie das ganze Arzneimittelbild! Sonst kein Erfolg!

Ort der Behandlung	Einige Symptome	Heilmittel	Seite
Vor allem Haut und Schleimhäute	Durst, Schleimhäute trocken, Stechen	Bryonia	69
Hautausschlag	psychisch schlecht, wenn weggesalbt	Causticum	70
Haut oder Geburtstrauma	Krämpfe aller Art	Cuprum	72
Vor allem Haut	Schorf, honigartiges Sekret, v. a. Ohren	Graphites	73
Vor allem Haut	Erbrechen ohne Linderung, Keuchhusten	Ipecacuanha	74
Alle Arten von Eingriffen	Verhaltensänderung seit Eingriff	Lycopodium	75
Haut und Heuschnupfen	Haarrandekzem, trockene Haut, Nägelkauen	Natrium chlor.	77
Alle Arten von Eingriffen	Überempfindlich, besser nach Stuhlgang	Nux vomica	80
Vor allem Haut	Haut rissig, im Winter schlimmer	Petroleum	81
Alle Arten von Eingriffen	Weinerlich, anhänglich durstlos	Pulsatilla	83

Alle Arten von Eingriffen	Nacken- und Fußschweiß, kälteempfindlich	Silicea	84
Alle Arten von Eingriffen	Gedemütigt, Warzen, Karies, Gerstenkorn	Staphisagria	88
Alle Arten von Eingriffen	Enge, Wärme verschlimmert, rote Ohren	Sulfur	86
Alle Arten von Eingriffen	Warzen, Polypen, Hautflecken, Karies	Thuja	91

Bryonia (Zaunrübe)

Leitsymptome:
– Nach einem mit Salben verdrängten Hautausschlag treten Schleimhautstörungen oder Husten auf, Darmbeschwerden
– Hautausschlag bei Kinderkrankheit tritt spontan zurück, doch geht es dem Kind nicht wie üblich besser, sondern schlechter
– Ärgerlich, will nicht gestört werden; schlimmer nach Ärger
– Jede Bewegung verschlimmert, Ruhe verbessert
– Stillen verschlechtert
– Druck verbessert, das Kind liegt auf der schmerzhaften Stelle
– Trocken und rissig von den Lippen bis zum After; harter Stuhl
– Riesiger Durst, große Schlucke, «säuft» becherweise
– Berstender Kopfschmerz, Erschütterung verschlimmert
– Stechende Brustschmerzen beim Atmen, beim Bewegen
– Schmerzhafter Husten, hält beim Husten Brustkorb mit den Händen
– Husten, wenn das Kind in ein warmes Zimmer tritt
– Durchfall, wenn das Wetter warm wird

Die bildhafte Als-ob-Idee: Pflichtschuldig sucht diese vertrocknende Kinderseele ihren Halt vor allem in den auferlegten Pflichten; Ruhe und das Bemühen, sich selbst unter Druck zu setzen, erscheinen als die erste Bürgerpflicht: Da muß jede Bewegung Unruhe verursachen wie der Stich eines Aufrührers, der erschüttert und verärgert. In diesem spröden Reich werden Haut und Schleimhäute ausgedörrt und brechen auf, und riesiger Durst überfällt das Kind. Wärme wie Herzenswärme und Trost verunsichern und erregen Angst (Durchfall, «Schiß») und Aggression (Husten, man hustet jemandem etwas).

Dann regt sich aber doch ein Aus-schlag wie eine Revolution. Wird dieser dann von außen mit einer Salbe wie mit einer Gegenrevolution unterdrückt, ohne zu beachten, daß dieser eine Reaktion auf die Starre des Körpers ist, den er mit seiner Unruhe ins Gleichgewicht bringen will, so geht es nicht lange, und der heimliche Kobold in diesem Reich der Ruhe tritt an anderer Stelle und in neuer Form auf, vielleicht versteckter im Darm, so daß kaum einer ahnen wird, daß dies einmal der weggesalbte Hautausschlag war.

Stichwort: Trockene Pflichtschuldigkeit

Causticum Hahnemanni
(von Dr. Hahnemann entwickelter Ätzstoff)

Leitsymptome:
- Hautausschlag; psychisch schlechter, wenn Ausschlag weggesalbt
- Unglücklich, traurig, hoffnungslos, auch hysterisch, reizbar
- Tiefe Angst
- Mitleidig; empfindlich und tiefbetroffen auf Ungerechtigkeit
- Unkonzentriert
- Versprecher wie Schnaufender Lupfen statt Laufender Schnupfen
- Sprache undeutlich
- Schlimmer bei schönem Wetter, trübes Regenwetter verbessert
- Aber Naßwerden, ob im Regen oder in der Wanne, verschlimmert
- Schwäche mit Zittern, bis zur Ohnmacht
- Allmählich zunehmende Lähmung, eher rechte Seite

- Alle Schmerzen an Haut und Schleimhäuten wie wund und roh
- Warzen, bluten leicht, können eitern, flach, hart
- Gesicht kränklich gelb
- Gesichtslähmung
- Herunterhängende Oberlider, fallen zu
- Verschiedenartige Ohrgeräusche
- Neigt zu Zahnschmerzen
- Kiefersperre
- Brennender Halsschmerz, durch Schlucken nicht verschlimmert
- Heiserkeit morgens
- Husten mehr in kalter Luft, aber besser nach Kalttrinken, mehr im Liegen, beim Bücken, beim Ausatmen, erwacht durch Husten; roh, wie wund, anhaltend, heftig, quälend, heiser, hohl, rasselnd
- Hungrig, aber satt, wenn es das Essen sieht
- Verlangen nach geräucherten Speisen
- Verstopfung, schwergehender Stuhl, oft erfolglos; besser im Stehen
- Einnässen im ersten Schlaf
- Jucken der Harnröhrenmündung, manchmal gehen nur Tropfen ab

Die bildhafte Als-ob-Idee: Nach außen erscheint das Kind manchmal wie ein Miesepeter. Dabei ist es nur von all der Ungerechtigkeit, die es wahrnimmt, so betroffen, daß es nicht anders kann. Es muß korrigieren und tadeln, selbst wenn nur einer die Gartentüre offen gelassen hat. Es verschlägt ihm die Stimme am Morgen, wenn es in die Zukunft schaut! Offen wie Phosphor (s. S. 116), nimmt es doch nicht die positiven Seiten wahr, sondern filtert die schwarzen für sich heraus. Kein Wunder, daß es krank wird, wenn man ihm ungerechterweise den Hautausschlag nur unterdrückt und nicht heilt. Es kann das, was es an Ungerechtigkeit sieht, nicht mit dem von ihm nicht gesehenen Guten ausgleichen, obwohl sein Körper mit den herabhängenden Lidern anzuzeigen scheint, daß es die obere Hälfte nicht wahrnimmt und auch nur selbstproduzierte Ohrgeräusche hört und der Husten hohl ist, den es den anderen flüstert. Es will nur geräuchertes, vom Verbrannten erzählendes «Geschwärztes» essen; es fühlt sich wohl, wenn im Regen alles trüb aussieht, weil es in seiner Vorstellungswelt alles trüb sieht, aber wenn es in Wirklichkeit einmal naß wird, fühlt es sich angegriffen und wird damit nicht fertig. Dieses Kind hat Probleme mit Unrecht und Zerstörung dieser Welt, es will zurück, es näßt bereits im ersten Schlaf ein, als wollte es wieder ein Säugling sein. Ein alter Mensch mit diesem Mittel kann ebenfalls wie ein Säugling hilflos im Bett liegen. Causticum kann beide davor bewahren.

Stichwort: Die lähmende Ungerechtigkeit der Welt

Cuprum metallicum (Kupfer)

Leitsymptome:
- Schlimmer nach verjagten Hautausschlägen, nach Geburtstraumen
- Husten mehr nachts, besser durch Trinken von Kaltem
- Husten krampfhaft, asthmatisch, erstickend, im Kehlkopf zusammenschnürend, heftig, mit Krampfanfällen, lange Hustenstöße nachts, ununterbrochene Anfälle
- Keuchhusten bis zur Bewußtlosigkeit
- Krämpfe in allen Formen, gering bis stark
- Krämpfe von Fingern bis Zehen; kann von da auf den ganzen Körper übergehen
- Schlimmer nach verjagten Hautausschlägen
- Schlimmer durch geistige Anstrengung und Erschöpfung
- Schlimmer nach Schreck
- Magenkrämpfe, danach Erbrechen
- Furchtbare Bauchkrämpfe bei Durchfall

Die bildhafte Als-ob-Idee und Stichwort: Schreckliche Verkrampfung als Überreaktion

Hinweis: Bei leichten Krankheiten können Sie dieses Mittel selbst anwenden, sofern die Leitsymptome passen. Schwerere gehören in die Hand des Arztes. Die Darlegung dieses Mittels zeigt aber, daß für den Arzt die Homöopathie nicht bei schweren Erkrankungen aufhört; vielmehr ist bei Krankheiten wie den Folgen von Geburtstraumen, bei denen wir als chemische Ärzte in vielerlei Hinsicht so hilflos zuschauen müssen, die Homöopathie nicht am Ende.

Graphites (Graphit)

Leitsymptome:
- Chemisch behandelte Hautausschläge, in deren Folge andere hartnäckige Beschwerden auftreten
- Dickhornige Hautausschläge mit honigartiger Absonderung, vor allem an und um Ohren, im Gesicht, an Augenlidern, Genitalien
- Traurig, muß vor allem bei Musik weinen
- Lacht bei Vorwürfen, ist unverschämt
- Besser bei und nach dem Essen
- Besser in frischer Luft, will in frische Luft
- Schlechter bei Bewegung, mag keine Bewegung
- Risse an Mundwinkeln, Fingerspitzen, After, zwischen den Zehen
- Gefühl von Spinnweben im Gesicht
- Nägel werden dick und wachsen aus der Form
- Periodisch auftretende, zusammenziehende Magenschmerzen
- Klumpig-knotiger Stuhl mit Schleim
- Braune, flüssige Stühle, teils unverdaut, furchtbar stinkend
- Weißer Ausfluß aus der Scheide

Die bildhafte Als-ob-Idee und Stichwort: Diese Seele scheint sich aus Trauer und Angst unter einer dicken Hautschicht wie unter Laub mit Spinnweben vergraben zu haben. Nur Musik rührt diese verlorene Gefühlswelt noch an. Es will nur essen und Ruhe. Vorwürfe kommen nicht heran, das Kind lacht nur. Es scheint sich auf ein primitives Niveau begeben zu haben, wo es wie ein Baum nur hornartig träge über Verletzungen weinen kann.

Stichwort: Tiefe Gefühle unter einer dicken Schicht von Blättern

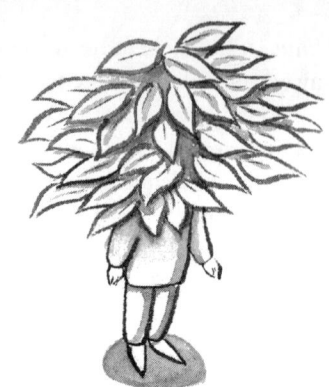

Ipecacuanha (Brechwurzel)

Leitsymptome:
- Folgen unterdrückter Krankheiten wie Hautausschlägen
- Unwillig, ungeduldig, mürrisch
- Schmerzen, als ob in Stücke geschlagen
- Durstlos
- Kind friert, dann ist ihm wieder heiß, die Temperatur wechselt
- Kopfschmerzen bei und Schlafstörung nach Erbrechen
- Strömende, hellrote Blutungen aus Nase, aus allen Öffnungen
- Speichelfluß
- Erstickende Hustenanfälle, wird blau oder blaß, auch steif
- Oft viel rasselnder Schleim beim Husten
- Auch Enge auf der Brust und Atemnot
- Verlangen nach Delikatessen
- Äußerste Übelkeit, wird überhaupt nicht besser nach Erbrechen; mehr nach unbekömmlich gemischter Kost
- Leeres Aufstoßen
- Gefühl, als ob Organe im Bauch herabhingen
- Stuhl schaumig oder schleimig-wäßrig, auch blutig

Die bildhafte Als-ob-Idee: Als ginge ihm jemand an die Kehle, scheint dieses Kind sich aus Leibeskräften wehren zu wollen, indem es «auf Teufel komm raus» heftigst hustend würgt und erbricht bis hin zum Blut. Dieser Husten geht an das «Eingemachte», an die Substanz. Da gibt es kein Erbarmen, die Übelkeit schwindet auch nach dem Erbrechen nicht. Unterdrückungsgefühle scheinen sich hier Raum schaffen zu wollen, nicht nur nach unterdrückten Hautausschlägen, sondern auch bei einem Entwicklungsschub, der der Psyche neue Welten eröffnen will.

Stichwort: Anfallartig wird alles herausgeworfen, ohne daß dies Linderung bringt

Lycopodium (Bärlapp)

Leitsymptome:
- Kind ändert Verhaltensart nach einem körperlichen Trauma, nach tiefgreifender Krankheit, Operation; nach Gehirnerschütterung Knick in Persönlichkeitsentwicklung
- Scharfer Verstand, schwache körperliche Entwicklung; beobachtet Ringkämpfe entweder distanziert «von der Loge aus» oder wirft sich forciert hinein, im Versuch, die Schwäche des Körpers zu überspielen
- Liebt die Macht wegen verstecktem, mehr körperlichem Minderwertigkeitsgefühl, Probleme mit Anerkennung, Autorität; Angst davor, lächerlich gemacht zu werden; kompensiert mit Hochmut
- Weint bei Lob, neigt zu Selbstmitleid, zu Widerspruch, doch verträgt selbst keinen Widerspruch; nachtragend, gekränkt; pingelig
- Ausgeprägte Erwartungshaltung, lebt gedanklich in Zukunft
- Namensvergeßlich
- Furcht vor Alleinsein; unsicher bei Fremden, fremdelt lange
- Runzelt die Stirn, kann so manchmal älter aussehen
- Reizbar beim Aufwachen, wenn nicht ausgeschlafen oder aus Schlaf geholt
- Beschwerden der rechten Körperseite, auch nach links ziehend

- Schlimmer nachmittags, 16–20 Uhr
- Besser nach Weinen
- Besser bei Beschäftigung
- Mag keinen Hut
- Nasenflügel bewegen sich beim Atmen, bläht sie oft
- Nase nachts verstopft, löst Krusten und Pfröpfe
- Halsschmerzen, schlimmer nach kalten Getränken
- Rasselnder Husten, kaum leichter nach reichlichem, dickem, gelbem, salzigem Auswurf
- Heißhunger auf Süßes, suchtartig
- Hungrig, aber satt nach wenigen Bissen; oder Hunger unstillbar
- Blähungen im Unterbauch mit Rumoren, Knurren und Gluckern
- Verstopfung durch krampfhaftes Zusammenziehen des Afters, ein eingeführtes Thermometer löst den Krampf
- Roter Sand im Urin, schreit vor dem Urinieren

Die bildhafte Als-ob-Idee: In diesem Zustand sind die geistigen Fähigkeiten des Kindes seinen körperlichen weit überlegen. Dadurch kann das Kind das Gefühl haben, sein Körper mache nicht mit. Vielleicht überfordert dieser pfiffige Mensch den Körper, weil er in seiner Vorstellung schon soviel vollbringen kann, sein Körper aber noch nicht soweit ist? Der Geist kann sich jedenfalls seinem Körper gegenüber nicht durchsetzen, er hat Autoritätsprobleme. Diese Schwäche führt zu einer Furcht vor jeder diese Probleme offenbarenden Entscheidung. So äußert sich diese Funktionsstörung wiederum körperlich als Ausscheidungsstörung; der Stuhl wird nicht losgelassen, der Urin versandet oder versteinert, der Auswurf endet nicht. Dafür sucht das Kind nach Ausgleich für seine Autoritätsschwäche und -sucht, weint bei Lob und ist süchtig nach dem Symbol der Anerkennung, nach Süßem.

Stichwort: Geist sieht Körper nicht nachkommen, fürchtet, daß dies bei Ent- und Aus-scheidung offenbar wird, sucht Macht

Natrium chloratum (Natriumchlorid, Kochsalz)

Salz ist ein uraltes Symbol, denken Sie nur an die Frau Lot aus dem Alten Testament, die zur Salzsäule wird, weil sie sich aus altem Leid nicht lösen kann. Kein Wunder, daß dies ein großes homöopathisches Mittel ist.

Leitsymptome:

- Lange chemisch behandelte Hautausschläge oder Heuschnupfen
- Leitsymptom Nr. 1, welches das Kind freilich verheimlichen wird: Das Kind versucht jeden Schmerz, jede Verletzung zu vermeiden; auch die anderer; vielleicht in Folge einer frühen Isolation. Daraus folgen die geistigen Symptome:
- Empfindet leicht Schuld wegen von ihm ausgehender Verletzungen
- Ängste vor allem, was seine Sphäre verletzen kann, auch vor Krankheit
- Lebhafte, phantastische und Angstträume, auch von Räubern
- Zeigt aus Schutzbedürfnis Gefühle nicht; lacht, wenn es über seine Ängste spricht, um sie zu kaschieren; Eltern sollen Beschwerden beim Arzt schildern, will Ängste nicht zugeben
- Ist auch «Winnetou», der schweigende, introvertierte Held; denkt sehr über sich selbst nach
- Spielt lieber allein oder mit reifen Erwachsenen aus Furcht vor seelischen Verletzungen durch andere Kinder
- Sprechen Sie es an, kann es unangenehm reizbar werden, schnell zornig, mit spitzer Zunge; das wiederum tut ihm leid, widersprüchlich, merkt es selbst
- Aus Furcht vor Bloßstellung als Verletzung mag es Trost nicht; flieht mit Kummer, weint allein; kann vor anderen nicht weinen
- Kann deshalb auch nicht in Gegenwart anderer urinieren
- Tadel bringt die Welt ins Wanken, verliert kurz die Kontrolle und reagiert extrem, wirft sich hysterisch auf den Boden; trägt nach, schwelgt in Negativgefühl

- Perfektionsdrang; ist noch unzufrieden, wenn in der Schule alle anderen eine 5 geschrieben haben und es «nur» eine 3; was es anpackt, macht es gut; Klassenprimus
- Sauber, ernst, höflich, brav; Blick reicht, um es zu zügeln; greift eher sich selbst an (als andere zu verletzen!)
- Statt Schlaf lieber wach mit Kontrolle und Nachdenken; spricht und erzählt dann doch im Schlaf; schlafwandelt
- Das Kind lernt spät zu sprechen oder zu gehen
- Früh kurzsichtig
- Periodisch auftretende Beschwerden wie Heuschnupfen
- Durst, mehr nach eiskalten Getränken
- Verlangt kühles Bad, aber oft verschlimmert Wärme wie Kälte
- Fieber, durch Schwitzen besser
- Schlimmer nach Essen, mit Fortschreiten der Verdauung besser
- Übelkeit beim Autofahren und beim Rückwärtsfahren im Zug (Dreh dich nicht um, Frau Lot! Auch: Keine Kontrolle möglich!)
- Ekel vor Fett und vermengten Speisen wie Eintöpfen (Inhalt nicht kontrollierbar)
- Abmagerung, vor allem am Hals, bei gutem Appetit
- Verlangen nach salzigen und bitteren Speisen, Getränken
- Blässe bei Blutarmut
- Schuppiger, rauher Hautausschlag, besonders an den Haarrändern
- Nesselausschlag bei erster Frühjahrssonne
- Klopfende Kopfschmerzen mit blassem Gesicht und Übelkeit
- Schnupfen mehr morgens, schmeckt nicht gut, auch salzig
- Trockene Lippen, Riß in Mitte der Oberlippe, Lippenbläschen
- Trockenes Gefühl im Mund, obwohl er nicht trocken ist
- Kribbeln an Zunge, Lippen und Nase, in den Fingern
- Haar auf der Zunge, Zunge hat rote Inseln wie eine Landkarte
- Nägelkauen
- Schmerzen nach dem Urinieren in der Harnröhre
- Bettnässen bei schüchternen Jungen
- Trockener Stuhl wie Schafkot, Stuhlgang tut weh
- Bauchkrämpfe bei Mädchen vor der Periode

Die bildhafte Als-ob-Idee: Dieses Kind wirkt, als könne es bitteres Leid nicht gut in Erfahrung umwandeln. Es weiß davon bewußt nichts, denn dies ist sein Charakterzug. In seinem Verhalten aber wirkt es, als litte es an einer mehr erspürten als gewußten, alten Verletzung. Das muß keineswegs etwas Besonderes sein, dazu reicht schon ein unverarbeitetes Geburtstrauma. Vielleicht war das Kind auch zu früh allein, hat eine Scheidung der Eltern nicht gut überstanden oder war krank und dann oft allein im Krankenhaus. Wesentlich scheint hier nicht das Trauma – welches Kind wächst ohne Trauma auf? Typisch für dieses Kind ist vielmehr, daß das Erlebte wenig verarbeitet im Magen liegen bleibt. Dieses Trauma versucht es zu kompensieren, indem es viel zu schnell ein erwachsenes Gehabe annimmt und leicht unfähig wird, sein Kindsein so gelöst zu erleben wie die erste Frühlingssonne. Das lebt es im Schlaf nach, wenn es redet und schlafwandelt. Tags will es Perfektion und Klarheit, bitte keinen undurchschaubaren Eintopf, denn nur so meint es die zu früh in seine Kindheit eingebrochene Welt der Erwachsenen verstehen und erneute Verletzungen meiden zu können. Dafür setzt es seinen ganzen Intellekt ein. Die dahinter stehende alte Angst kaschiert es notfalls mit einem Lächeln. Nur der aufgeplatzte Mund erzählt von der Verwundung in der oralen Phase. Fragen zu seinem Problem wird dieses Kind erst spät stellen, an der Türe, wenn wir es ins Bett gebracht und ihm eigentlich

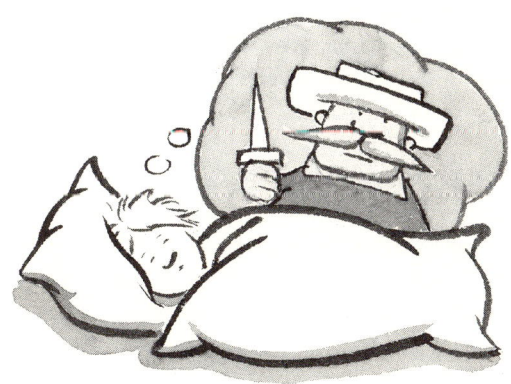

schon gute Nacht gesagt haben. Wenn es älter wird, wird es gefährdet sein durch Drogen, die es locken, die ganze zu früh aufgenommene Verantwortung scheinbar schlafwandlerisch loszulassen.

PS: Natrium chloratum hieß übrigens früher Natrium
muriaticum.

Stichwort: Furcht vor Verletzung, als habe es eine solche nicht verwunden

Nux vomica (Brechnuß)

Leitsymptome:
- Die Beschwerden begannen kurz nach einem chemischen Gift, einem Antibiotikum, einer Salbe, einer Narkose o. ä.
- Hochempfindlich, vor allem gegen Geräusche, auch überreizt
- Schlimmer nach geistiger Überforderung, nach zuviel Fernsehen
- Schlimmer morgens kurz nach dem Erwachen
- Schlimmer nach dem Essen, will dann auch keinen Gürtel tragen
- Besser nach dem Stuhlgang
- Hochempfindlich auf Zug und kalten Wind, will zugedeckt werden
- Hitze und Rötung, vor allem im Gesicht
- Gefühl, als ob Stuhlgang käme, Kind preßt, aber erfolglos oder nur mit kleinsten Mengen

Die bildhafte Als-ob-Idee: Das Kind ist geistig oder körperlich überreizt worden wie ein Magen mit allerlei unbekömmlichen Speisen oder ein stundenlang vom Fernsehen überfluteter armer Kinderkopf. Damit ist es nicht fertig geworden, es hat das alles «verschluckt», ohne es weiterverdauen zu können. So fühlt es sich vom Bauch her überlastet und reagiert gereizt auf jede weitere Unruhe, solange es den alten Ballast noch nicht losgeworden ist. Am

Morgen kurz nach dem Erwachen, wenn die Gedanken anlaufen, fühlt es sich vom Neuen des Tages bedrängt, weil die alte unverdaute Last noch drückt. Dann erscheint sie ihm so mühsam belastend wie ein Stuhlgang, der hin und her im Bauch und nicht heraus marschiert. Um so schlimmer wird der Zustand, wenn neues Essen hinzukommt, um so besser, wenn Stuhlgang oder Erbrechen es von seinem innerlichen Überdruck erlösen. Und bitte keinen Gürtel! Wen nimmt es da wunder, daß dem Kind heiß wird? Doch erträgt es in dieser Überreizung auch die Unruhe des kalten Windes nicht, wie auch jedes irgendwie geartete Geräusch.

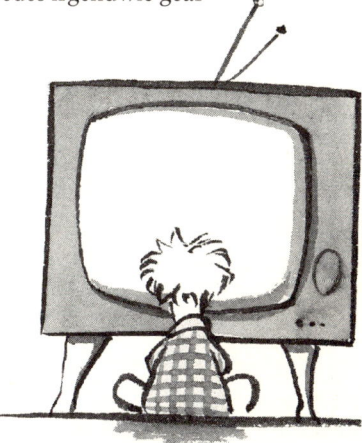

Stichwort: Das war zuviel, das Maß ist voll; Überempfindlichkeit und Überreizung

Petroleum

Leitsymptome:
- Hautausschläge, Mundwinkel, hinter Ohren, Genitale, rissige Hände bluten, Krusten, oft nach chemischer Vorbehandlung
- Zaghaft, vergeßlich
  Zornig, streitsüchtig, reizbar
- Bildet sich ein, es oder sein Bein sei doppelt; oder daß jemand neben ihm liege
- Schlimmer im Winter, Hautausschlag heilt im Sommer ab
- Seekrankheit
- Kleinste Verletzung eitert
- Frostbeulen, juckend, auch nässend
- Gelenke knacken

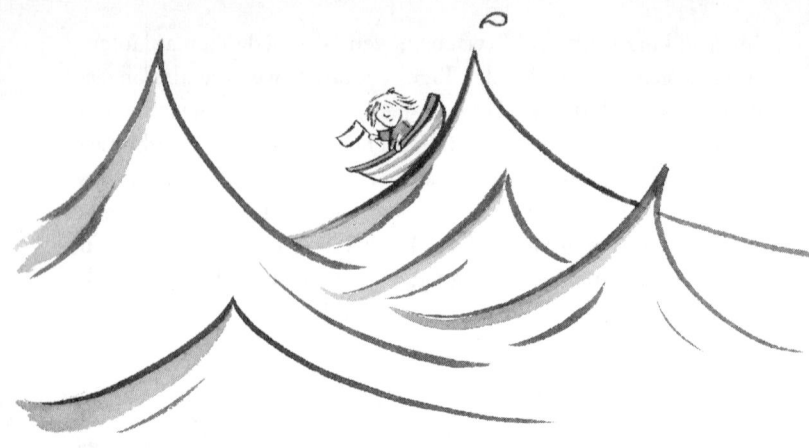

- Rachen rot, nicht Mandeln, eher im Winter entzündet
- Magenschmerzen bei leerem Magen, nach Essen besser
- Heißhunger bei Abmagerung
- Durchfall vor allem tagsüber

Die bildhafte Als-ob-Idee: Hier scheint die Einheit verlorengegangen zu sein. Ging dem äußerer Druck voraus? In der Zeit der Besinnung, dem Winter, oder auf dem Meer, wenn die große Einheit Meer das kleine Geschöpf schüttelt, verdeutlicht sich das Beschwerdebild. Zaghaftigkeit an der Oberfläche, doch Zorn im Inneren – daher äußert sich die Haut heftig eiternd auf geringste Verletzungen. Die verbindenden Scharniere der Einheit, die Gelenke, knacken.

Stichwort: Verlorene Einheit

Pulsatilla (Kuhschelle, Küchenschelle)

Leitsymptome:

- Nachgiebig; das Kind kann kaum jemandem nein sagen; nimmt auch chemische Mittel mit ihren Verformungen körperlich klaglos hin
- Doch wandern die Beschwerden weiter, z. B. von einer Hand zu einem Fuß und von dort zum Kopf, oder es tritt beispielsweise nach einer chemisch behandelten Mittelohrentzündung eine Hautrötung auf
- Spricht im Schlaf und bewegt sich hin und her
- Äußerst weinerlich, weint mitleiderregend, kindlich-niedlich
- Eifersucht; Verlangen nach Zuwendung, will nur zur Mutter, wie eine anhängliche «Klette»
- In keiner Weise nachtragend
- Wacht auf und weiß nicht, wo es ist; weich, unentschlossen
- Schlimmer nach unbekömmlich gemischter Kost, z. B. Geburtstag, auch nach fettem und schwerem Essen
- Schlimmer durch Stillen
- Schlimmer in Wärme und Nässe; besser in kühler, frischer Luft
- Beschwerden verändern ständig ihr Gesicht; so ist jeder Stuhlgang verschieden, mal wäßrig, mal knotig, mal breiig
- Schnupfen wie andere Körpersekrete rahmig-dick und gelbgrün, mehr morgens; im Freien dann wäßrig
- Morgens Mund trocken, Geschmack übel oder fehlt
- Durstlos
- Verlangen nach kalten Speisen
- Auswurf schmeckt bitter
- Muß oft urinieren
- Füße kalt

Die bildhafte Als-ob-Idee: Diese Kinder leiden meist an einer tiefen Angst, ihre Liebsten zu verlieren. Wie um dies zu vermeiden, sind sie überaus nachgiebig und gefügig. Sie scheinen zu meinen, daß zum Lieben nicht nur das Verschenken des Herzens, sondern auch des eigenen Willens gehöre. Dadurch aber werden sie wie Fähnchen im Winde, selbst im Schlaf bewegen sie sich hin und her, wie auch ihre Beschwerden hin und her wandern. Ihr Wille verglüht durstlos, sie ertragen keine Wärme mehr, sondern wollen sich in kühler, frischer Luft bewegen, trotz ihrer kalten Füßchen, die ihre verborgen unterdrückte Angst zu verraten scheinen. Ein Mittel nicht nur für nachgiebige Kinder, die sich unterdrücken lassen, sondern auch für eine «erfolgreiche» Unterdrückung durch eine nicht homöopathische Behandlung, wenn der Husten durch das Antibiotikum abgetaucht ist, das Kind aber danach seelisch zu seinem Nachteil verändert ist entsprechend den Leitsymptomen von Pulsatilla.

Stichwort: Weinerlich und nachgiebig, unterdrückbar und unterdrückt

Silicea (Kieselsäure, Kieselerde)

Leitsymptome:
- Folgen mit Salben verjagter Hautausschläge
- Folgen von Impfungen, seit Impfung schlechter
- Angst vor Nadeln und spitzen Gegenständen
- Eigenwillig; sagt ja, tut doch nein
- Schlimmer während Zahnung
- Schlimmer an Neumond
- Schlimmer durch Stillen, Milchtrinken
- Oft übelriechender, kalter Schweiß an Füßen, Rücken, Nacken
- Eiterungen, wenn weißlicher Eiter schon länger fließt, der auffallend gut ertragen wird; Furunkulose; Mundwinkeleinrisse
- Kälteempfindlichkeit vor allem am Kopf, das Kind will eine Mütze tragen, der Säugling schlupft mit dem Kopf gern unter Pullover und in Ärmel
- Kopf eher groß, offene Fontanellen
- Kopfschmerz, steigt auf vom Nacken und zieht zu den Augen
- Heuschnupfen
- Eher abgemagert, aber der Bauch ist aufgetrieben

- Stuhl kommt teilweise heraus, dann schlüpft er wieder zurück
- Durchfälle, vor allem in der Sommerhitze und bei der Zahnung

Die bildhafte Als-ob-Idee: Dieses Mittel muß ich häufig geben. Hier scheint ein Kind seinen Willen nicht wie Pulsatilla an die Liebsten, sondern an die unbekannte Größe «man» zu verschenken: Man macht das so, und mache ich auch alles so, wie «man» es richtig macht? Das kopfbetonte Kind versucht durch eine immense Gewissenhaftigkeit seine Gewissensängste zu beschwichtigen. Möglicherweise macht es gerade in dieser Zwanghaftigkeit mehr Fehler, für die es sich dann ständig entschuldigt. Klar, daß es «Schiß» vor dem unterdrückten, eigenen aggressiven Biß hat (Durchfall bei Zahnung) wie vor der Vitalität des Sommers. Es prägt eine Angst aus, daß andere Fehler an ihm finden könnten, auch als Angst vor den kleinen Spitzen, der spitzen Zunge von Eltern und Freunden. Natürlich fürchtet es dann zwanghaft, seine Produkte zu zeigen, und sein Körper hält dessen Produkt, den Stuhl, im Bauch zurück oder zieht ihn sogar zurück, wenn er ihn schon halb gezeigt hat. Zu den extremen Polen Vollmond und Neumond, der Zeit der höchsten und der ohne Lichtreflexion, geht es diesem stetig reflektierenden Kind besonders schlecht. Es will seine Angst nicht zeigen; es schwitzt übelriechend und kalt dort, wo man es am wenigsten sieht, am Rücken, Nacken und Füßen. Es kann wie durch einen unbewußten Zwang dort, wo sein Unbewußtes meint, daß man es nicht sieht, die verrücktesten Dinge tun, um Freiheit von diesem garstigen eigenen Zwang zu erlangen. Das Kind ist daher drogengefährdet, schwankt zwischen zwanghaft übertriebener, superbraver Selbstbegrenztheit des eigenen Willens und dem mondwandlerisch schrecklichen Schelm, der hemmungslos seinen Willen wenigstens in der Ersatzwelt ausleben will und dort tatsächlich keine Grenzen kennt. Silicea kann ihm seine verlorene Struktur, sein Rückgrat wiedergeben.

Werden der heimliche Schweiß und die Ausschläge mit Salben unterdrückt, nehmen wir dem Kind auch noch seine ersatzweise im Körper versuchte vitale Äußerung, und es wird schleichend krank, es produziert dafür schleichend chronische Eiterungen.

Kein Wunder, daß es unter diesen Eiterungen auffallend wenig psychisch leidet, denn diese sind sein Ersatzventil. Werden die Eiterungen nun auch noch mit Antibiotika unterdrückt, treten sie umgehend wieder auf, wenn sie überhaupt darauf reagieren.

Stichwort: Gewissenhaft, gibt eigenen Willen zugunsten von «man» auf

PS: Eigentlich erschreckend, daß ich wie andere Ärzte immer mehr Kinder sehe, die Silicea brauchen, finden Sie nicht?

Staphisagria (Stephanskörner, ein Rittersporn)

Leitsymptome:
- Folgen chemischer Behandlung, die lange ertragen wurde
- Das pubertäre Kind hat Schuldgefühle wegen seiner Sexualität
- Besorgt um Dinge, die es meint, nicht beeinflussen zu können, aber zu müssen
- Beschwerden nach Demütigung
- Wut in aufgestauter Konfliktsituation, wirft Sachen wütend an die Wand; tobt, will Sachen bekommen, um sie dann wegzuschleudern; morgens schlimmer
- Sehr verletzlich gegenüber Bemerkungen
- Hat das Gefühl, jemand gehe hinter ihm
- Wirkt mürrisch, eigensinnig und schwierig; apathisch
- Sehr vergeßlich; vergißt, was es gerade gelesen hat
- Schlaflosigkeit nach aufgestauter Wut
- Juckend-stechende Schmerzen wie von einer Nadel
- Schlimmer durch Berührung, Stillen, auch Bewegung
- Ekzem, oft verschorft, mit feuchtem, scharfem Sekret, das da, wo es hinsickert, wieder Bläschen bildet; mehr Kopf und Ohren
- Trockener, juckender Hautausschlag; das Kind kratzt, bis das Jucken aufhört; doch gleich juckt es an einer anderen Stelle
- Warzen, meist weich, oft berührungsempfindlich
- Mittel für Schnittwunden, auch nach Operationen

- Gerstenkörner, Knötchen auf Augenlidern, kommen immer wieder
- Sieht kränklich aus, tiefe Augen, deutliche Ränder
- Kindern mit deutlichem Kariesbefall bis hin zum Zahnzerfall; geht schlechter nach Zähneputzen
- Husten in verräucherten Räumen
- Starker Hunger trotz vollem Magen
- Magen-Darm-Beschwerden, schlimmer nach geringster Nahrung
- Bauch dick, sonst mager
- Gefühl, der Unterbauch senke sich oder fiele weg, hält ihn fest; Koliken
- Brennen in der Harnröhre, während es nicht (!) uriniert

Die bildhafte Als-ob-Idee: Das Kind ist aus dem seelischen Gleichgewicht geraten. Es fühlt sich in seiner normalen, z. B. der sexuellen Entwicklung unterdrückt und kann es doch noch nicht in Worte fassen. Sein Bild von ritterlicher Größe scheint es zu zwingen, seine eigenen Interessen und Triebe dauerhaft zu verwerfen. Das demütigt, es hat das Gefühl, jemand hinter-gehe es. Natürlicherweise reagiert es auf jedes falsche Wort, jede äußere Demütigung hysterisch, denn das rührt an seine tiefe innere Verzweiflung. Dann pfeift das Ventil dieses seelischen Dampfkochtopfes, es schleudert geliebte Gegenstände wie seine eigenen Interessen hin-

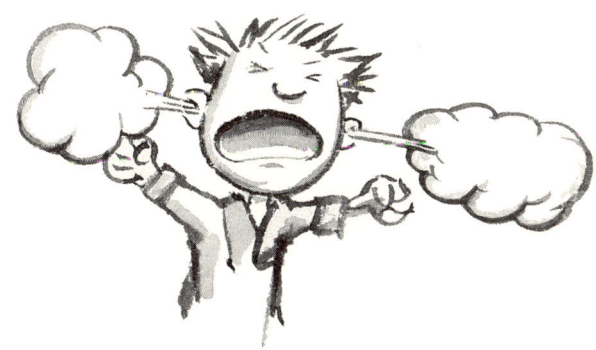

weg, die Wut platzt heraus, daß die Sachen nur so fliegen, es läßt die Welt, durch die es sich so beengt fühlt, aus den Fugen geraten. Danach fühlt es sich erleichtert, oft zu seinem eigenen Erstaunen, und nicht selten kann es dann seine Probleme auch in Worte fassen, eher demütig, nicht mehr gedemütigt.

Damit haben wir die Idee hinter diesem lebendigen Dampfkochtopf, der das Gefühl hat, die anderen tanzten ihm auf dem Kopf herum; nicht umsonst haben die Griechen Staphisagria gegen Kopfläuse verwendet. Zu der unterdrückten vitalen Aggression paßt, daß die kleinen Raubtierzähne des Kindes Löcher bekommen; diese dürfen nicht einmal geputzt werden, so widerstandslos scheint es zu glauben, seine eigenen Triebe wie die Aggression zerstören zu müssen. Die Haut schlägt so ätzend aus, daß Flüssigkeit herausläuft aus diesem siedenden Kerlchen, und wo das hinläuft, schlägt sie gleich wieder aus. Was für ein explosives Gemisch muß dieses Menschlein in sich unterdrücken! Das scheint sich auch über das Jucken bemerkbar zu machen, und kaum ist die eine Stelle beruhigt, juckt schon die nächste, ein nicht zu löschender Flächenbrand scheint hier entflammen zu wollen. Aber weiter wird verdrängt, und damit fallen auch viele Erinnerungen aus dem Gedächtnis. Selbst die Augenlider, die das alles mitansehen, werfen den Eiter heraus. Es hält sein aufgetriebenes Bäuchlein, als wolle es vermeiden, daß dieses platzt.

Stichwort: Die explosive Wut aus dem Gefühl heraus, zulassen zu müssen, daß etwas ihm auf dem Kopf herumtanzen darf

Sulfur (Schwefel)

Leitsymptome:
- Hier waren schon Beschwerden vorhanden, die aber nach einem chemischen Gift, Antibiotikum o. ä., verstärkt, verschoben oder massiv verändert worden sind; so tritt ein Durchfall auf, nachdem ein Hautausschlag mit einer Salbe behandelt worden ist

- Hautausschlag bei Kinderkrankheit, der nur ganz kurz und schwach auftritt, wenn es dem Kind danach nicht wie üblich besser, sondern schlechter geht. Das riecht nach einer Blockade des Hautausschlages, als sei er «nach innen gegangen», die Krankheit stockt in ihrem normalen Verlauf. Sulfur kann den Ausschlag «entblockieren», heraustreiben, so daß er erneut auftritt, und so die Krankheit zu Ende zu bringen, wenn andere Leitsymptome für Sulfur sprechen.
  PS: Mit Schwefelgeruch fährt auch im Märchen der Teufel aus.
- Ichbezogen
- Neugierig, geistig interessiert, liebt Bücher
- Schlampig; gern schmuddelig, badet nicht gern
- Tags und nachts aufgedreht; lebhafte, ängstliche, schreckhafte Träume; aber auch Schläfrigkeit den ganzen Tag; driftet ab ins Phantasieland, vergißt Realität und «verschmuddelt» dann auch Hausaufgaben und verschiebt sie
- Schlimmer nach dem Bad
- Schlimmer durch Stillen
- Stehen unangenehm, Lulatsch mit Hängeschultern
- Schwäche gegen 11 Uhr morgens
- Hitze, will die Fenster öffnen und deckt die Bettdecke auf
- Alles brennt, z. B. Durchfälle oder Hautausschläge, mehr nach Kratzen
- Die Haut sieht schmutzig aus
- Alles stinkt, Schweiß, Mundgeruch, Stuhl, Urin
- Durst deutlich, Appetit fehlt; mag mehr süße und rohe Speisen
- Rote Körperöffnungen, rote Lippen und Ohren, rot um den After
- Verstopfung, Kind fürchtet sich vor dem riesigen Stuhl
- Durchfall, treibt das Kind morgens aus dem Bett

Die bildhafte Als-ob-Idee: Die bereits geschwächte Vitalität erhält einen Dämpfer. Da ist körperlich verschwitzte Enge zu spüren, die Schultern fallen, und der Stolz des jungen Körpers sinkt und kleidet sich in schmuddelige Haut; der Makel ist da, unübersehbar und wie eine unauslöschliche Schuld, und soll auch nicht beim

89

Bade gereinigt werden. So brennt das Kind darauf, dieser Enge seines Körpers zu entfliehen, öffnet die Fenster! Es erröten alle Öffnungen, als wollte die leidende Vitalität hier herausspringen! Da driftet der Geist in die tollsten Illusionen, baut Vorstellungen auf Vorstellungen und will wenigstens dort die Freiheit erleben, wenn doch die körperliche Wahrheit so gedrückt und unterdrückt ist. Die nun überstarke Vorstellungswelt treibt erwartungsfroh aus dem Bett und wird doch begleitet von Angst, von «Schiß», es dann doch körperlich wieder einmal nicht zu schaffen. Dieses Kind fürchtet, in der Wirklichkeit nicht produktiv sein zu können, die materielle Realität als das erhoffte Produkt des Geistes erscheint ihm eine Nummer zu groß, ausgedrückt in seinem ersten körperlichen Produkt, seinem von ihm gefürchteten riesigen Stuhl.

Stichwort: Körperlich vital unterdrückt in Enge, sucht Verwirklichung in Freiheit, notfalls in Illusionen

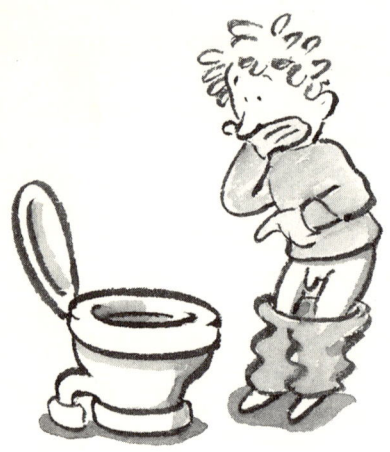

Thuja (Lebensbaum)

Leitsymptome:
- Schlimmer nach Impfungen
- Gefühl, es müsse einer höheren Macht gehorchen
- Gefühl, es stünde jemand neben ihm
- Gefühl, Körper und Seele seien getrennt
- Gefühl, Arme und Beine seien zerbrechlich wie aus Glas
- Hat oft ein ungewolltes, ununterdrückbares Grinsen um den Mund
- Schweiß an unbedeckten Stellen außer am Kopf, mehr im Schlaf
- Gefleckte Haut, übersät mit Warzen, Leberflecken, Pickeln, Herpes, Ausschlägen und anderen Hautveränderungen
- Warzen, weich, groß, auch gezackt, nässend, pieksend, blutend
- Kreisrunde Stellen, an denen Haar ausfällt
- Ohrenschmerzen, bei denen das Kind sehr viel urinieren muß
- Schnupfen bei und nach Masern, auch nach Masernimpfung
- Borken bei trockenem Schnupfen
- Dickes, grünes oder gelbes, oft stinkendes Sekret aus Nase
- Polypen, auch in Rachen und Nasennebenhöhlen
- Karies am Zahnhals, kaum daß die Zähnchen da sind
- Laut quakende Geräusche im Bauch, «als ob ein Tier schreit»
- Eine Stelle drückt sich so vorwölbend aus dem aufgeblähten Bauch heraus, als ob etwas von innen herausragte
- Stuhl groß, hart, verstopft; schlüpft zurück, nachdem er schon halb heraus war
- Durchfall schießt heraus wie aus einem aufgedrehten Wasserhahn

Die bildhafte Als-ob-Idee: Aus diesem Kind erwächst die Neigung, das Primitive in sich nicht leben zu wollen; Stuhlgang, Urin, gar Sexualität findet es schmutzig, obwohl es vielleicht gerade deshalb übermäßig davon fasziniert ist. Es möchte «unbefleckt» sein, empfindet das primitive Körperliche als Makel und unter seiner Würde oder als einer höheren, meist religiösen, Macht unterstehend, möchte sich davon trennen und dieses animalische «Böse», das «Tier» töten und zerbrechen. Wie immer in der Natur entsteht eine Gegenreaktion des Körpers; alles, was ungeschützt und unverborgen offen daliegt, schwitzt Angst aus, außer dem tyrannisierenden Kopf selbst natürlich. Die Haut wird «befleckt» und wuchert wie die Schleimhäute, überall ekelhafte, auch jauchige Sekrete, der Bauch tritt stellenweise hervor und «schreit wie ein Tier», der Stuhl schießt heraus. Andere Symptome weisen mehr auf die Unterdrückung hin, wie der nicht ganz herausgelassene Stuhl oder die Raubtierzähnchen, die an der Wurzel sterben sollen, bevor sie richtig beißen dürfen. Thuja, der Baum des Lebens, kann dieses Kind wieder ins irdisch-körperliche Paradies zurückbringen. Dann verschwindet auch das seltsame, ungewollt hämisch wirkende Mundwinkelgrinsen schlagartig, das zu verraten scheint, daß das Kind aus der Erhebung über das Körperliche auch einen erheblichen, psychisch selbsterhöhenden Gewinn zieht. Es ist allerdings auch von außen gefährdet durch Religionsgemeinschaften, die im Körperlichen das Böse sehen. Diese wirken auf es wie eine schlechte Impfung.

Stichwort: Das unbefleckte Kind

PS: Thuja ist in den letzten Jahrzehnten seltener, Silicea häufiger geworden, so wie das Unterwerfen unter eine unterdrückende Religion abgelöst worden ist vom Unterwerfen unter den Druck der «Gesellschaft».

Nachbemerkung

Diese 14 Heilmittel sind nun keineswegs alle, welche die Homöopathie für die Folgen chemischer Keulen und anderer Unterdrückungen kennt; es kommen dafür weit mehr Mittel in Frage, wie zum Beispiel auch Apis (s. S. 97), Calcium carbonicum (s. S. 104), Hyoscyamus (s. S. 109), Ignatia (s. S. 110), prinzipiell alle Heilmittel, immer abhängig davon, welches Kind mit welcher

Struktur und Idee davon betroffen war. Lesen Sie bitte weiter und vergleichen Sie! Doch werden Sie nicht selten eines dieser vierzehn vorfinden, und dann können sie sehr helfen und die Vitalität des Kindes rasch verbessern.

Die schreckliche Nacht – Schlafstörungen

Übersicht Schlafstörungen nach Gründen und Symptomen

Beachten Sie das ganze Arzneimittelbild! Sonst kein Erfolg!

Einige Symptome	Grund der Schlaflosigkeit	Heilmittel	Seite
Gellender nächtlicher Aufschrei; will schlafen, kann nicht; traurig, weinerlich, argwöhnisch; mal Schweiß, mal trocken	Unerwarteter Lebensverlauf z. B. Klassenarbeit, «Geplatzte Seifenblase»	Apis mellifica	97
Leer, ermattet, ängstlich	Geistige Erschöpfung vor neuen Aufgaben	Argentum nitr.	98
Körperliche und seelische Unruhe, vor allem nach Mitternacht; gebadet in Schweiß, der bessert	Angst vor nicht Absehbarem in der Zukunft, kompensiert durch Kontrolle	Arsenicum album	99
Schläfrig, kann nicht schlafen; zuckt zusammen, stöhnt im Schlaf; bohrt den Kopf ins Kissen; sieht Geister und Gespenster; Zähneknirschen	Gedankliche Überlastung; geistige Überhitzung	Belladonna	101

Einige Symptome	Grund der Schlaflosigkeit	Heilmittel	Seite
Angst zu fallen beim Hinunterlegen in die Wiege; Angst bis 23 Uhr; erwacht, schreit, sucht Halt am Bettchen	Furcht, loszulassen; oft bei Säugling	Borax	102
Ausgetrocknet, riesiger Durst; trinkt große Schlucke becherweise; Husten und Schleimhäute trocken	Ärger, verschluckt aus Pflichtschuldigkeit	Bryonia	69
Schlimmer beim Darandenken;heftiges Schaukeln besser; Kopfkissen naßgeschwitzt	Qualvolle Ängste, die innere Ordnung und Sicherheit nicht zu finden	Calcium carb.	104
Will umhergetragen werden; verlangt nach Eltern und stößt sie dann weg; unerträgliches Quengeln	Zorn, aggressive Wut, Zahnung	Chamomilla	105
Blaß, schwach, Augenringe;klopfende Kopfschmerzen; Schweiß	Schwächung durch Erbrechen, Durchfall, Verlust von Blut oder einer anderen Körperflüssigkeit; nach einem seelischen Verlust	China	106
Schreit im Schlaf laut auf, erwacht mit jämmerlichem Weinen; keine Beruhigung durch Zureden; will gewiegt werden; Zähneknirschen	Würmer im Darm Nähe-Ferne-Problem	Cina	107

Unruhig, schmerzemp-findlich	Ideen und Zukunfts-pläne; aufgedreht wegen Reise, Ge-burtstagsfeier	Coffea	109
Benommen, ermattet Trockener Husten beim Hinlegen, auch tags beim Hinlegen; Unruhe-attacken; Gefühlsverun-sicherung; murmelt verwaschen nicht nur im Schlaf	Schulprobleme, auch nur eingebildete; auslaugende Krank-heit; schwelender Konflikt, der geistig auszehrt	Hyoscyamus	109
Schläft leise, hört alles, Seufzt ständig; besser durch Liegen auf der schmerzenden Stelle	Frischer Kummer oder heimlicher, noch wie frischer Kummer	Ignatia	110
Erwachen etwa um 3 Uhr nachts; plötzliche, bewegungsunabhängige Stiche, das Kind schreit auf; liegen auf der schmerzhaften Seite verschlimmert; will nicht allein sein	Seelische Burg	Kalium carb.	112
Abends gesund, wacht nachts mit Fieber oder Kopfschmerzen auf; nach dem Schlaf schlechter; hält beim Einschlafen den Atem an	Selbstüberforderung nach Auszehrung, will oft kompensieren	Lachesis	113
Alles schlimmer nachts Schlimmer im warmen Bett; Frösteln den Rücken hoch; Frösteln wechselt mit Hitze; übelriechender Nacht-schweiß	Unbestimmbare Zukunftsangst	Mercurius sol.	114

Einige Symptome	Grund der Schlaflosigkeit	Heilmittel	Seite
Zugempfindlich; will zugedeckt werden Extrem geräuschempfindlich	Nach zuviel Fernsehen, geistiger Überforderung; nach dem Essen	Nux vomica	80
Mehr vor Mitternacht Angst im Dunkeln und allein; Angst bei Gewitter; besser nach Schlaf	Unverarbeitete Eindrücke, die nacherlebt werden; Mitleid	Phosphorus	116
Redet im Schlaf; bewegt sich hin und her; erwacht und weiß nicht, wo es ist; kalte Füße	Verlustangst; fettes, schweres Essen; Durcheinander-Essen	Pulsatilla	83
Ruhe verschlimmert Kann nicht ruhig im Bett bleiben; dreht und wendet sich; nächtliche Angst; kühle Luft stört an kleinsten Entblößungen	Verrenkung; Überanstrengung, auch seelisch	Rhus tox.	117
Unruhiger Schlaf; schreckhafte Träume; kalter übelriechender Schweiß an Füßen, Rücken, Nacken; schlimmer an Neu-, auch Vollmond	Zahnung; weggesalbte Hautausschläge	Silicea	84
Ohne auffällige Schlafsymptome	Aufgestaute Wut, wird mit seinen Gefühlen nicht fertig	Staphisagria	86
Hitze, deckt sich auf, will Fenster geöffnet haben; Träume ängstlich, schreckhaft; ist aufgedreht; Durchfall treibt morgens aus Bett	Chemisches Gift oder Arznei	Sulfur	88

Apis mellifica (Gift der Honigbiene)

Leitsymptome:
- Gellender, durch Mark und Bein dringender Aufschrei im Schlaf
- Schlaflos und unruhig, wenn es nicht wie erwartet läuft, obwohl das Kind unbedingt schlafen will
- Schlimmer nach Zorn, Ärger, Schreck wegen einer unerwartet schlechten Nachricht, wie einer mißlungenen Klassenarbeit
- Anders als sonst, wird das Kind plötzlich ungeschickt und läßt Sachen fallen, kann Dinge nicht mehr, die es vorher konnte
- Traurig, weinerlich
- Argwöhnisch, eifersüchtig
- Schlimmer durch Wärme, auch durch ein warmes Bad
- Abwechselnd Schweiß und trockene Hitze
- Brennend-stechend-feurige Schmerzen, wie bei einem Bienenstich
- Wäßrige Schwellungen, innerlich wie äußerlich an der Haut, an Schleimhäuten hell und durchscheinend, vor allem Mund und Rachen, das Zäpfchen sieht aus wie ein kleiner Wassersack; Schwellung vor allem des Unterlides, wie durch einen Stich
- Hellrote Hautausschläge, auch Blasen bildend
- Bei Kinderkrankheiten entwickelt sich der Hautausschlag nur mäßig, dafür wird das Kind sehr krank
- Hochempfindlich auf Berührung, sogar an den Haaren
- Angst zu husten, meint, es könnte etwas platzen
- Ganz ohne Durst
- Stuhlgang geht unkontrolliert ab, bei jeder Bewegung; auch schwergehender Stuhl

Die bildhafte Als-ob-Idee: Haben Sie einmal eine Biene fliegen sehen, oder ist vielleicht gar einmal eine mit Ihnen zusammengestoßen? Bienen fliegen wie ein Geschoß ihr Ziel an, sie scheinen sowenig die Kurven des Lebens zu kennen wie unser Intellekt, wenn er vorausplant und meint, es müsse dann auch alles wie geplant kommen. Aber erstens kommt es anders... Allzu leicht wird Hoffnung

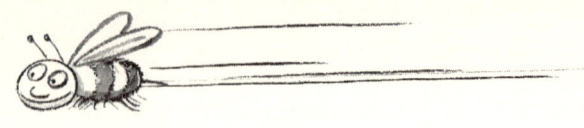

mit zwanghafter Erwartung verwechselt. Plötzlich kommt der Vater nicht wie jeden Tag nach Hause, oder die Hausaufgabe fällt unerwartet schlecht aus. Das verunsichert diese Seele wie ein Bienenstich. Das sticht und brennt wie Feuer auf der Pelle, dann schreit das Kind im Schlaf wie vor Schreck auf, dann schwindet das Vertrauen in die Zukunft. Es will stehenbleiben, erhalten, was nicht zu erhalten ist, nichts trinken und nicht weiterfließen, bitte nichts anrühren, nicht einmal husten, das könnte die mühsam aufrechterhaltene äußere Struktur wie eine Seifenblase durch einen Stich zum Platzen bringen.

Stichwort: Die sorgfältig feine Planung platzt wie eine angestochene Seifenblase

Argentum nitricum (Höllenstein)

Leitsymptome:
- Schlaflosigkeit nach geistiger Überanstrengung, Schularbeiten
- Aufregung vor einer Prüfung bewirkt Bauchschmerzen, Durchfall
- Schwindel beim Aufschauen zu hohen Häusern, als wollten sie das Kind erdrücken
- Angst im Bauch
- Immer in Eile und nervös
- Kann auch einmal wie ein kleiner, vertrockneter Mann aussehen
- Gefühl, Kopf sei zu groß, will ihn gebunden haben
- Schwindel beim Augenschließen
- Eitrige Augenentzündung
- Rote, schmerzhafte Zungenspitze

- Zäher Schleim, Kratzen oder Splittergefühl im Hals
- Mattigkeit, angespannte und deshalb müde Unterarme
- Unwiderstehlicher Heißhunger auf Süßes, Zucker;
  auch Salziges
- Lautes Aufstoßen nach dem Essen
- Stuhlgang in grünen Flocken, wie gehackter Spinat
- Stuhl spritzt heraus mit lauten Blähungen

Die bildhafte Als-ob-Idee: Das Kind kann vor geistiger Erschöpfung nicht schlafen, es ist nervös, sein Kopf zu voll. Sieht es eine Aufgabe vor sich, kommt sie ihm wie ein haushoher Berg vor, den zu besteigen seine Kräfte übersteigt; ermattet sinken seine Arme. Dieses Gefühl der Hilflosigkeit löst seine Hastigkeit und Unruhe aus in der Erwartung zu versagen; da hilft ihm kein Augenschließen. Die Aufgabe von Morgen, die Prüfung oder Reise, raubt ihm den Schlaf. Die vorwitzige Zungenspitze schmerzt, und in spritzendem «Schiß» äußert sich die Angst vor dem, was da auf unser Kind zukommt. Es sucht Halt. Argentum nitricum stützt sein schweres Köpfchen.

Stichwort: Geistige Erschöpfung vor dem Sturm

Arsenicum album (Weißes Arsenik)

Leitsymptome:
- Heftige körperliche und seelische Unruhe
- Schlimmer nach Mitternacht und gegen 13 bis 14 Uhr
- Angst beim Alleinsein und Verlangen nach Gesellschaft
- Angst; denkt in seinem Innersten, daß keiner ihm helfen kann
- Sieht Insekten, wo keine sind
- Fühlt sich beobachtet
- Besser durch Wärme, wie durch heiße Getränke oder
  Wärmflasche
- Schlimmer durch kalte Getränke und vor allem durch Speiseeis;
  Verlangen nach kalten oder nach warmen Getränken

- Erschöpfung, Mattigkeit schon bei der geringsten Anstrengung
- Hohes Fieber, auch sehr schwere Entzündungen
- Extremer Nachtschweiß, gebadet in Schweiß, der bessert
- Rasche Abmagerung
- Brennende Schmerzen an Haut und Schleimhäuten, Wärme bessert
- Trockene, brennende Hautausschläge, häufig Neurodermitis
- Augenentzündung mit Brennen, als ob Tränen Lider anfressen
- Enge in der Brust mit Brennen bei Asthma
- Äußerster Durst, kann trotzdem nur kleinste Schlucke trinken
- Erbrechen und Durchfall gleichzeitig oder Durchfall abwechselnd mit Verstopfung
- Durchfall nach verdorbenen Speisen, Speiseeis; sehr übelriechend

Die bildhafte Als-ob-Idee: Die Charakterstruktur dieses Kindes kann sich in peinlicher Genauigkeit äußern, die den eigenen Drang nach Leben beherrschen soll. Eigentlich ein starkes Kind also, doch scheint es sich nicht zu trauen, seine Stärke zuzulassen. Es spürt seinen immensen Lebensdurst und fürchtet, die Kontrolle über ihn zu verlieren, es fürchtet Chaos und Sucht. Daher kann es seinen Lebensdurst nur in kleinsten Portionen zulassen, «kann trotz heftigstem Durst nur kleinste Schlucke trinken». Auch durch zwanghaftes Putzen bis hin zu Ticks und Waschzwängen versucht es unbewußt, die Ordnung vor dem Chaos zu bewahren, als das es jede unerwartete Änderung empfinden kann. Alles wird geplant, alles muß kontrolliert werden, denn alles scheint von der Richtigkeit seines Tuns abzuhängen. Natürlich hat es in dieser zwanghaft überzogenen, unerträglichen Verantwortung Angst beim Alleinsein und Verlangen nach Gesellschaft.

Gerät dennoch einmal das Gefüge ins Wanken und bahnt sich beispielsweise ein heftiger Infekt an, der sich nicht der Kontrolle unterwerfen läßt, scheinen panische Gefühle und extreme Erschöpfung die Hilflosigkeit zu unterstreichen. Das Bett ist durchnäßt vom Schweiß als Symbol der Angst («Angstschweiß»), Enge (Eng-e und Ang-st gehören zusammen) beklemmt die Brust – begleitet von heftiger Unruhe und Durchfall («Schiß») nach Verdorbenem, also unkontrolliert Zerstörtem. Dies geht bis hin zum Gefühl, selbst kontrolliert zu werden («fühlt sich beobachtet»), und dem Wahn, überall kleine, unkontrollierbare Insekten zu sehen.

Stichwort: Kreativität und Ordnung, Angst vor dem nicht Absehbaren in der Zukunft, kompensiert durch Zwang zur Kontrolle

Belladonna (Tollkirsche)

Leitsymptome:
- Schläfrig, aber kann nicht schlafen
- Zuckt zusammen und stöhnt im Schlaf, bohrt den Kopf ins Kissen
- Sieht (nicht nur) im Fieber Geister und Gespenster
- Das Kind ist wie benommen und träge
- Schlimmer beim Hinlegen, durch Sommersonne, kalten Wind, Erschütterung, Berührung, Bewegung, Geräusche, nach Stillen
- Plötzliche Beschwerden, kommen und gehen fast ohne Vorboten
- Fieber oft gegen 14 bis 15 Uhr plötzlich auftretend
- Schmerzen und Entzündungen meist nur in einem kleinen Bereich
- Alles Blut drängt zum Kopf, der heiß und rot ist bis hin zu klopfenden Kopfschmerzen; Arme und Beine dagegen kalt
- Zähneknirschen
- Brennend-trockener Hals
- Ausgeprägtes Verlangen nach Limonade
- Trockener Reizhusten

Die bildhafte Als-ob-Idee: Bei diesem Kind läuft der Kopf plötzlich klopfend heiß. Alles hat eigentlich gut geklappt, aber dann waren doch zu viele Geschehnisse zu bedenken. Plötzlich wirkt sich seine gedankliche Überlastung wie bei einem überhitzten Gerät aus. Hier «brennt etwas durch», und mit der damit einhergehenden

Hitze treten Geistersehen und eine träge Benommenheit mit schlafloser Schläfrigkeit auf. Typischerweise beginnt das Spektakel oft am Ende des Mittags; Belladonna will nämlich immer weiter den Kopf oben halten, und so verschlimmert Hinlegen wie das beginnende Senken der Mittagssonne die Symptome. Aber auch jede Unruhe und Bewegung oder Erschütterung, sogar Geräusche irritieren, denn jede weitere Information ist für dieses überanstrengte Gehirn zuviel.

Stichwort: Geistige Überhitzung, trotzdem weiter Kopf hoch!

Borax (Natrium boracicum)

Leitsymptome:
- Wacht auf, schreit, hält sich ängstlich am Bettchen fest
- Furcht zu fallen bei jeder raschen Bewegung nach unten, bergab oder Treppe hinunter, beim Hinunterlegen in die Wiege, beim Schaukeln
- Nervös, dabei hochempfindlich vor allem auf Geräusche
- Angst, die um 23 Uhr schlagartig endet
- Schlimmer bei geistiger Anstrengung, Übelkeit beim Nachdenken
- Besser durch Druck, durch In-den-Armen-Halten
- Hautgeschwüre, die leicht eitern
- Struppiges Haar
- Blasses, erdfahles Gesicht, schlaff, leidender Ausdruck
- Klebrige Augenwimpern, die sich einwärts drehen
- Nasenlöcher krustig und entzündet
- Aphten, runde Geschwüre, meist weißlich, leicht blutend, vom Mund bis zum Po
- Schlimmer bei Zahnung
- Auswurf bei Husten schmeckt unangenehm kräuterartig
- Stechende Schmerzen im Rippenbereich, durch Bewegung schlimmer
- Jede Mahlzeit bläht, Kneifen, Durchfall, schleimiges Erbrechen

- Grüne Stühle Tag und Nacht
- Kind uriniert häufig und schreit, bevor der Urin abgeht
- Weißer Ausfluß aus Scheide, wie flüssige Zahnpasta oder
  Eiweiß

Die bildhafte Als-ob-Idee: Aus Furcht vor dem Loslassen, vor der Haltlosigkeit des Unbewußten kann das Kind sich nicht einmal in den Schlaf fallenlassen. Dies scheint ein Problem des aufkommenden Bewußtseins zu sein, dafür spricht die Besserung nach dessen weitgehendem Abschalten kurz vor Mitternacht und der Verschlimmerung bei angestrengtem Nachdenken. Dieses Kind sucht natürlich jeden fest von außen gegebenen Halt.

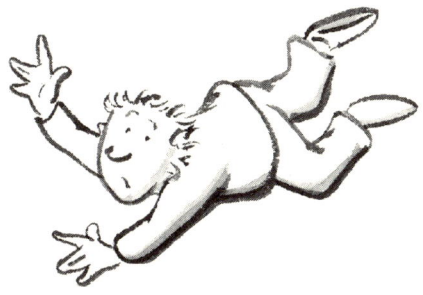

Pilze, diese zähen und im Gegensatz zu diesem Kind – außen an Haut und Schleimhaut – fest und sicher sitzenden Wesen der Erde, scheint der Körper des Kindes anzuziehen. Jedenfalls werden Haut und Schleimhäute vor allem von Hefepilzen befallen; die Probleme der Haut und in Mund, Darm, After und Scheide lassen sich so erklären.

Stichwort: Furcht zu fallen, sucht haltsichere Pilze

Calcium carbonicum (Austernschalenkalk)

Leitsymptome:
- Vielleicht häufigstes Mittel für kleine Kinder!
- Qualvolle Ängste, auch nachts, vor allem bei Frieren während des Fiebers; je mehr es über die Angst und über das, was auf es zukommt, nachdenkt, um so schlimmer, auch um das, was auf es zukommt; will dann Nähe und heftiges Schaukeln; Furcht, nicht anerkannt zu werden
- Kind bleibt sitzen, wo es abgeladen wird, lernt mühsam eins nach dem anderen, dafür sehr intensiv; schwerfällig mit Scheu vor Neuem, braucht Zeit
- Eigensinnig; spielt gut allein; will selbständig sein; kann stur wüten, bis es bekommt, was es will
- Verzögerte Entwicklung, z. B. Laufenlernen, Zahnen, Knochenwachstumsstörungen
- Verstopfung bessert
- Schlimmer bei Zahnung, vor allem der Husten
- Schlimmer bei Kälte, Erkältungen, Nässe
- Schlimmer durch Stillen
- Abneigung gegen frische Luft
- Blaß, schlaff
- Fettansammlungen, passen nicht zum Gesamtbau des Körpers
- Auch Heißhunger bei Abmagerung
- Das ganze Kind riecht säuerlich
- Hautausschläge, eher schuppig; Kopfschorf bei Säuglingen
- Auffallend großer Säuglingskopf, Fontanellen lange offen
- Kalter Schweiß, kalte Haut, eher vereinzelt an Kopf, Stirn, nachts Kopfkissen naß; mehr im Beginn des Schlafes, bei Kälte
- Entzündungen der Augen bei Neugeborenen
- Ohrenentzündung mit Schwellungen am Hals
- Nasenrachenpolypen, Kind kann nicht mehr riechen
- Weiche Schwellungen am Unterkiefer, Nacken
- Verlangen nach Eiern, mehr gekochten
- Aufgetriebener, harter Bauch, als sei er voller Steine
- Säuerlicher Durchfall, schlimmer am Nachmittag

Die bildhafte Als-ob-Idee: Dieses genaue Kind will alles in Ruhe erledigen und ordnen, bedächtig eines nach dem anderen, Stein auf Stein absichernd. Das bläht seine «Verwaltung» – wie sein großes Köpfchen – leicht auf, es wird schwerfällig, und seine Zeit wird knapp. Das spürt dieses Kind, der kalte Angstschweiß seiner Denkerstirn bezeugt es. Ihm fehlt ein wenig der jugendliche «Biß» des Vorwärtsstürmens, so fühlt es sich durch körperliche Aggressionen wie Zahnung («Biß») und Husten («man hustet jemandem etwas») irritiert. Es möchte lieber im stillen Kämmerlein wie in der schützenden Eierschale verweilen und innehalten, verstopfen und versteinern, um Zeit zu gewinnen gegenüber dem scheinbar allzu raschen Fluß der Geschehnisse. So leidet es einerseits an Stauungen, verschließenden Schwellungen, verstopfenden Polypen und Ablagerungen, andererseits kann es die Halt und Sicherheit gebenden Strukturen, wie die Knochen und Zähne, nicht rechtzeitig erarbeiten.

Stichwort: Der Zwang, alles genau einzuordnen, führt zu Stau und Haltverlust im ganzen

PS: Bitte nicht verwechseln mit *Kalium* carbonicum!

Chamomilla (Kamille)

Leitsymptome:
- Unruhe und Schlafstörung, will umhergetragen werden
- Kann nach Zorn nicht schlafen; krampft nach Zorn der Mutter
- Das Kind verlangt nach den Eltern und stößt sie dann weg
- Unerträgliches, unkontrolliertes Quengeln, Benommenheit
- Schlimmer bei Zahnung
- Sehr schmerzempfindlich, überstreckt sich schreiend nach hinten; Halsschmerzen; Bauchschmerzen und reißende, anfallartige Ohrenschmerzen, bei denen das Kind aufschreit
- Wärme verschlimmert, aber Kälte tut auch nicht gut
- Stillen verschlimmert

- Warmer Kopfschweiß, mehr nach Essen und Trinken
- Ohren sehr kälteempfindlich
- Nur eine Wange ist rot
- Zahnschmerzen bei warmem Trinken
- Durst, mehr nach kalten Getränken
- Durchfall stinkt wie faule Eier und sieht aus wie Rührei

Die bildhafte Als-ob-Idee: In diesem Zustand hat das Kind Probleme mit seiner Aggression. Das wird deutlich, wenn seine kleinen Raubtierzähnchen durchbrechen. Dann kommt es mit der aggressiven Kraft nicht zurecht, mit der sich dieser Entwicklungsschub durchsetzt. Voller Unruhe will es dann Aggression erfahren. Dazu provoziert es pausenlos und will den so hervorgerufenen Zorn erleben. Es ruft die Eltern, will getragen werden und stößt sie dann doch weg, es brodelt ständig vor Wut wie ein fettspritzendes, brutzelndes Spiegelei. Weder Wärme noch Kälte, weder Körpernähe noch Isolation können diesen unruhigen Geist aus seinem Zustand befreien, der endlich erfahren will, was es mit der Aggression auf sich hat. Seine Eltern brauchen Stahlnerven – oder sie geben Chamomilla!

Stichwort: Aggressive Wut, brutzelt wie ein Spiegelei

China (Chinarinde)

Leitsymptome:
- (Schlaf-)Störungen nach Schwächung durch Erbrechen, Durchfall, Verlust von Blut oder anderer Körperflüssigkeit
- Schlimmer durch Zugluft, Geräusche und Bewegung
- Schlimmer bei geringster Berührung, starker Druck aber lindert
- Schlimmer durch Trost, durch Stillen
- Oft tauchen die Beschwerden jeden zweiten Tag auf
- Schweiß nachts, bei geringster Anstrengung; wo nicht zugedeckt
- Klopfende Kopfschmerzen, als platze der Kopf

- Blaß, oft gelbliches Gesicht mit Augenringen
- Verlangt nach Delikatessen, süßen und stark gewürzten Speisen, kalten Getränken
- Bauch aufgetrieben und voller Luft; schlimmer durch Obst und Milch; Aufstoßen erleichtert nicht
- Schmerzloser Durchfall

Die bildhafte Als-ob-Idee: Dieses Kind leidet an einem Geborgenheitsverlust voller Angstschweiß an den nicht geborgen bedeckten Stellen. Oft taucht diese in den (Angst-)Schweiß der Nacht verdrängte Sorge periodisch immer wieder auf, an die das Kind nicht erinnert werden will. Seine Nerven liegen bloß, es ist äußerst reizbar und fühlt sich leicht bedrängt. Sogar Geräusche und laute Musik werden jetzt nicht mehr gut ertragen. Jede Zugluft, auch jede leichte Berührung, jeder streichelnd erinnernde Trost schmerzt, doch tut diesem arg gebeutelten Nervensystem ein Halt gut, und fest ausgeübter Druck bessert überraschend. Nach dem Verlust von Körperflüssigkeit, zum Beispiel einem Durchfall, versucht es zu halten, was zu halten ist, und sei es nur die Luft im Bauch; natürlich erleichtert auch deren Abgehen nicht.

Stichwort: Folgen von Verlust, sucht Halt

Cina (Zitwerblüten)

Leitsymptome:
- Schreit im Schlaf laut auf, erwacht mit jämmerlichem Weinen
- Knirscht im Schlaf mit den Zähnen
- Läßt sich nicht beruhigen durch Zureden; eigensinnig
- Will nicht angesehen oder berührt werden; niemand soll in die Nähe kommen, schlägt nach jedem
- Will etwas und lehnt es dann doch ab
- Will gewiegt werden
- Abwechselnd rot und blaß; Gesicht rot, blaß um Mund und Nase

- Dunkle Augenringe
- Bohrt oft lange in der Nase, faßt sich viel an die Nase
- Schluckt häufig
- Heißhunger kurz nach dem Essen, wechselt mit Appetitlosigkeit
- Verlangen nach kalten Getränken
- Unterbrochene Atmung
- Nach dem Husten weint das Kind; man hört ein Glucksen
- Spulwürmer im Stuhl

Die bildhafte Als-ob-Idee: In diesem Zustand findet das Kind nicht die Mitte zwischen der Suche nach Nähe und Geborgenheit und der Notwendigkeit fernhaltender Aggression; sein Verhalten wirkt dadurch un- und eigensinnig. Es begehrt die Eltern, doch kaum treten diese näher, stößt es sie weg und schlägt nach jedem. Nicht einmal anschauen sollen sie es dürfen. Dann schreit es im Schlaf und knirscht mit den Zähnchen und läßt sich nicht durch die Sprache der Eltern beruhigen, will aber doch hin und her gewiegt werden. Seine Symptome wie seine abwechselnd rote und blasse Gesichtsfarbe widerspiegeln sein inneres Hin- und Hergerissensein. So will es nicht berührt werden, berührt sich andererseits ständig selbst an und in der Nase; auch hat es einen unangenehm innigen Berührungskontakt mit seinen letztlich ungewollten «Haustieren», den Würmern. «Herausjagen oder behalten?» scheint sich sein kleiner Körper zu fragen. Heißhunger wechselt mit Appetitlosigkeit, Aggression mit Innehalten. Dabei hustet es jemandem etwas, wie als ein Zeichen der Aggression – und weint doch danach.

Stichwort: Nähe-Ferne-Problem, Würmer

Coffea (Kaffee)

Leitsymptome:
- Findet vor lauter Ideen und Zukunftsplänen keinen Schlaf
- Weint wegen heftiger Schmerzen und wirft sich hin und her
- Schlimmer nach Aufregungen wie Geburtstagsfeiern oder Besuch
- Schlimmer beim Vorwärtsbeugen
- Kopfschmerzen wie von einem Nagel
- Zahnschmerzen, besser durch kaltes Wasser
- Durst nachts

Die bildhafte Als-ob-Idee: Das Kind ist z. B. nach Omas unerwartetem Besuch, vor einem Geburtstag oder einer Urlaubsreise aufgedreht. Erwartung und Vor-freude, das «Beugen nach vorn in die Zukunft», verschlimmern. Wie ein Nagel kann auch das positive Unerwartete das heißlaufende Köpfchen treffen, dessen übermütiger Lebensdurst in der unbewußten Nacht erhöht ist. Sein überschwenglicher Vorwärtsdrang, sein Mütchen, muß wie sein «Biß» gekühlt werden.

Stichwort: Das freudig aufgedrehte Kind

Hyoscyamus (Bilsenkraut)

Leitsymptome:
- Schlafstörungen bei Schulproblemen, auch bei nur eingebildeten
- Benommenheit mit Unruheanfällen nach auslaugender Krankheit
- Murmelt im Schlaf, Fieberphantasien
- Grundloses Lachen
- Eifersucht und Argwohn
- Möchte fortlaufen
- Möchte nackt herumlaufen, möchte aufgedeckt sein

- Krämpfe, auch nach Schreck; vielfältiges Muskelzucken
- Kann schlecht schlucken
- Trockener Husten beim Hinlegen, Hüsteln
- Erbrechen nach dem Essen mit Aufschreien

Die bildhafte Als-ob-Idee: Etwas scheint dieses Kind erschöpfend ausgezehrt zu haben, sei es ein Infekt oder ein lange schwelender Kummer, auch als Folge eines Schrecks. Es «blickt nicht mehr durch», die Gefühlswelt versagt, und es wird argwöhnisch, eifersüchtig und verkrampft, lacht grundlos und will weg, die Muskeln zucken. Doch ist es zu erschöpft, es kaschiert in murmelnd verwaschener Sprache sein Problem. Seine oft mürrische Aggression bricht durch, wenn es etwas schlucken soll und dies schreiend erbricht, oder wenn sich im entspannten Liegen ein unterdrücktes Hüsteln oder gar ein trockener Husten durchsetzt.

Stichwort: Die Gefühlswelt gerät erschöpft aus den Fugen

Ignatia (Ignazbohne)

Leitsymptome:
- Schlafstörung nach lange unterdrücktem, heimlichem Kummer
- Schläft so leise, daß es alles hört
- Seufzt häufig
- Sehr widersprüchlich; will nicht über seinen Kummer sprechen, hat angeblich kein Problem; dann aber, auf sein Problem angesprochen, laufen die Tränen und sprudeln die Wörter
- Extrem veränderliche Stimmung, gerade noch himmelhochjauchzend, dann zu Tode betrübt; feinfühlig und dreist
- Überempfindlich, auch auf Schmerzen oder Schreck
- Abneigung gegen Rauch
- Besser durch Wärme
- Besser durch sanften Druck, Liegen auf der schmerzenden Stelle
- Besser nach Urinieren

- Zuckungen am ganzen Körper
- Kopfschmerz wie durch einen Nagel
- Widersprüchliche Beschwerden wie Halsschmerzen, die durch Schlucken besser und nicht etwa schlechter werden
- Im Magen fühlt es sich leer
- Bei Fieber durstlos; nach dem Fieber Durst und rotes Gesicht
- Verstopfung mit starkem Stuhldrang, Angst vor Toilettengang
- Stechende Schmerzen nach oben in den Po

Die bildhafte Als-ob-Idee: Alle Anstrengung gilt dem heimlichen Unterdrücken, dem Verbergen eines unverarbeiteten und daher weiter frischen Kummers, der sich mit der Urgewalt der Gefühle von diesem Joch befreien will. Jede Erinnerung daran wühlt auf, durchzuckt den Körper und trifft den Kopf wie ein Nagel, bis der Kummer wieder verdrängt ist. Sanfte Unterdrückung wie sanfter Druck sind gesucht. Die Symptome des Fiebers, wie Durst und rotes Gesicht (als Ausdruck heftiger Gefühle), werden unbewußt erst nach Abklingen des Fiebers, bei «kühlem Kopf», zugelassen, der Stuhlgang trotz Stuhldrang unterdrückt, der Schmerz sticht entgegen der Richtung nach oben in den Po. Der benebelnde Rauch, der alle Konturen verwischt, irritiert das Kind wie ein Ebenbild – will es doch alle Spuren des Kummers nebelhaft kaschieren. Seinen Kummer empfindet es als viel zu frisch und zu unverdaut (der Magen fühlt sich leer an), als daß es sich an dessen Lösung herantraute.

Stichwort: Frischer oder – weil weitgehend unverdaut – noch immer frischer Kummer; auch Liebeskummer in der Pubertät

Kalium carbonicum (Kaliumcarbonat)

Leitsymptome:

- Erwachen immer gegen 3 Uhr nachts, zwischen 2 und 4 Uhr
- Will nicht allein sein, aber fürchtet andere Menschen
- Furcht, krank zu werden; Furcht vor Gespenstern
- Kind will nicht berührt werden, zuckt zusammen
- Liegen auf der schmerzhaften Seite verschlimmert
- Sehr schwaches, eher älteres Kind
- Schweiß an den Stellen, die weh tun
- Stechende, mehr plötzlich und kurz stechende Schmerzen, mal hier, mal dort, unabhängig von der Bewegung; Kind schreit auf
- Sekrete gelb gefärbt
- Schwellung der Oberlider
- Stechende Halsschmerzen, wie von einem Dorn
- Stechen unten rechts in der Brust
- Gefühl, daß der Magen platzt
- Verstopfung mit ungenügender Stuhlentleerung

Die bildhafte Als-ob-Idee: «Angst»schweiß an den schmerzenden Stellen – Angst vor Schmerz läßt dieses geschwächte Kind seine Seele in eine Burg umwandeln. Nichts soll an es herankommen und nichts es berühren. Was zu schlucken war, sticht noch im Hals. So kommen diese tiefen Probleme – in der Regel von der Umwelt des Kindes kaum erfaßt – nicht über den seelischen Magen hinaus, der zu platzen droht. Da wehrt sich das Unterdrückte in unfaßbar herumhüpfendem Stechen, mal hier, mal dort, als wollte ein gnomartiges Gespenst diesem Burgherrn oder Burgfräulein den Frieden rauben. Im tiefsten Schlaf, wenn die Kontrolle am schwächsten ist, bricht diese eingeschlossene, einbetonierte Unruhe den steinernen Widerstand und weckt unser Kind.

Stichwort: Die Burgseele, die um 3 Uhr erwacht mit dem unfaßbaren, plötzlich stechenden Burggespenst

PS: Bitte nicht verwechseln mit *Calcium* carbonicum!

112

Lachesis (Buschnattergift)

Leitsymptome:
- Abends gesund, wacht nachts mit Fieber oder Kopfschmerzen auf
- Phasenweise geistig fast ein Wunderkind, dann wieder macht es unerklärliche Fehler beim Schreiben
- Sehr redselig
- Eifersüchtig; mißtrauisch; meint, andere redeten über es
- Schlimmer nach Sonne, in Hitze, durch heiße Getränke
- Schlimmer durch Berührung
- Zittrig erschöpft, sogar die herausgestreckte Zunge zittert, trotzdem nach dem Schlaf alles schlechter
- Alle Beschwerden mehr links
- Alles eng, mag keinen Druck, keine enge Kleidung, keinen Schal
- Blasses Gesicht, heftige Kopfschmerzen, die von oben drücken
- Halsschmerz, mehr beim Speichelschlucken als beim Essen
- Hält beim Einschlafen den Atem an
- Trockener, kurzer Husten
- Schrecklich stinkender Stuhl

Die bildhafte Als-ob-Idee: Durch Selbstüberschätzung und Selbstüberforderung gestaltet sich dieses Kind selbst die überfallartige Hölle. Wie um eine langdauernde Schwäche zu kaschieren, will es demonstrieren, daß es alles könne, alles «mit links» mache. Dann wuchert das Ich redselig, alles ist zu eng, nichts anderes wird ertragen, eifersüchtig und mißtrauisch werden andere beäugt. Dieses überhitzte Ich verträgt keine Hitze, der Kopf schmerzt

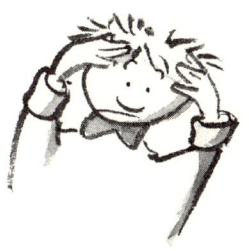

drückend von oben, als sei er an die Decke, die Obergrenze, gestoßen. Das Kind hat seine Grenze trotz der äußeren Aufgedrehtheit erreicht, das Zittern deutet es schon an. Da wehrt sich das Unbewußte, typischerweise über die linke Seite, die des Gefühls und des Unbewußten. Deshalb kommt die Rebellion in der unbewußten Nacht, abends ist das Kind noch gesund, über Nacht wird es krank, schlagartig rebelliert das Volk gegen den Fürsten, der es so überfordert.

Stichwort: Selbstüberforderung, um langdauernde Schwäche auszugleichen

Mercurius solubilis (Quecksilber)

Leitsymptome:
- Allmählich unstet geworden, ist «neben der Spur»; redet hastig
- Fühlt sich «irgendwie» unwohl, schwer faßbar, wie zerschlagen
- Kommt mit allem nicht klar, jetzt verschlimmert Wärme, nachher die Kälte, nun die Ruhe, dann das laute Geräusch
- Alles schlimmer nachts, vor allem im warmen Bett
- Schlimmer nach dem Schweiß
- Schlimmer durch Stillen
- Beschwerden kommen langsam angekrochen
- Schwitzt vor allem nachts und bei geringster Anstrengung
- Schweiß stinkt, Mund stinkt, Schnupfen stinkt, Stuhl stinkt
- Geschwollene Lymphknoten, die sich nicht heiß anfühlen
- Entzündung, die aussieht, als würde sie bald eitern
  (falls sie schon deutlich eitert, ist ein anderes Mittel richtig)
- Hautausschläge, nachts und in Wärme juckend, Kratzen tut gut
- Bohrende, brennende, drückende, reißende Ohrenschmerzen
- Stechender Schnupfen, stechend-reißender Husten
- Schnupfen zuerst wund und flüssig, dann milder und dicker
- Nasenbluten, hängt wie ein klumpiger Eiszapfen aus der Nase
- Wunde Mundwinkel

- Zunge sieht aus wie Zahnrad durch Zahneindrücke am Zungenrand
- Zahnfleisch schwammig geschwollen, blutet mehr bei Berührung
- Heftiger Durst bei viel zähem Speichel
- Verlangen nach Butter und Brot
- Frösteln zieht den Rücken hoch, wechselt mit Hitzegefühlen ab

Die bildhafte Als-ob-Idee: Da kommt eine unfaßbare Angst den Rücken hochgekrochen. Noch ist sie unbestimmbar, aber nachts – in der Zeit des Unbewußten – wird sie deutlicher. «Irgendwann wird es schieflaufen», scheint dieses bestimmende Gefühl dem Kind einzuflüstern. Das Kind kann das nicht näher begründen, doch ist es beunruhigt und nicht mehr richtig bei der Sache. Geistige und körperliche Zeichen dessen, daß Funktionen einander zuwiderlaufen, mehren sich, das Kind will und will doch nicht, ist psychisch «neben der Spur» und verkrampft. Körperlich leidet es an Krämpfen und (wie es zer-)reißenden, auch stechend-schneidenden Schmerzen, Infekte laufen ab wie langsam zerstörende, zersetzende und stinkende Prozesse. Es blutet und schwitzt; dies erleichtert nicht, weil das keine Lösung, sondern Streit im Innern bedeutet, als gäbe es einen innerlich lähmenden, kalten Bürgerkrieg. Die Lymphknoten wehren sich, kalt ohne Hitze, alles ist auf eine hintergründige Weise blockiert, etwa nach dem Motto: Wozu sich engagieren, wenn die ferne Zukunft in meiner unbewußten Vorstellung gar nicht rosig aussieht?

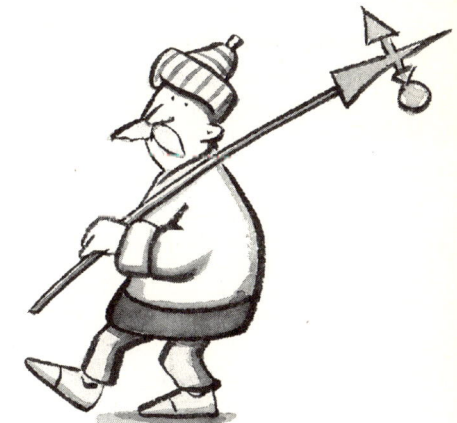

Stichwort: Langsam heranschleichender kalter Bürgerkrieg

Phosphorus (Gelber Phosphor)

Leitsymptome

– Einschlafstörung vor Mitternacht
– Angst bei Gewitter, beim Alleinsein; schnell ängstlich wegen
  Kleinigkeit, ängstlich bei ausgeprägter Phantasie; ablenkbar
– Kann nicht einen Moment ruhig sitzen, unruhig, erregbar;
  dann schlagartig erschöpft und muß sofort schlafen
– Zuerst schüchtern, erzählt dann spontan wie ein Wasserfall
– Freundlich, offen, warmherzig; verschenkt, was es hat, nicht
  nur sein Herz; sieht man dem Kind in die Augen, weicht es
  nicht aus; man kann in ihm «lesen»
– Das Kind möchte immer nackt herumlaufen
– Geht leicht krumm, fühlt sich sehr schwach
– Schlimmer beim Liegen auf der linken Seite
– Schlimmer bei Wind
– Nasenbluten, auch kleine Wunden bluten stark
– Heiserkeit, die durch Reden schlimmer wird
– Schmerzhafter Husten, schlimmer durch Reden, Sprechen,
  Lachen
– Druck auf der Brust wie eine Last
– Krankheiten der rechten unteren Lunge
– Heruntergeschluckte Speisen kommen gleich wieder hoch
– Wird gleich nach dem Essen wieder hungrig
– Verlangen nach Salz, stark gewürzten und salzigen Speisen,
  Eiscreme und kalten Speisen
– Unstillbarer Durst, mehr nach kalten Getränken
– Es läuft den Rücken heiß hinauf
– Brennende Schmerzen vor allem der Hände
– Stuhlgang schießt wie ein Wasserstrahl heraus
– Stuhl hat Schleim in weißen Klumpen

Die bildhafte Als-ob-Idee: Diesem Menschen fehlt die strukturierte
Außenschicht der Seele; die ungeschützte, nackte Seele liegt vor
Ihnen, wenn Sie ihm in die Augen sehen. So blutet es bei der ge-
ringsten Verletzung, verliert den Stuhl wie Wasser, selbst das Essen

fällt gleich wieder heraus, sogar der Wind belastet das Kind. Andererseits ist diese dünne Haut, diese dünnhäutige Empfindsamkeit auch seine Stärke, das vitale Kind will unentwegt aufnehmen, geistig wie körperlich, essen und wieder essen sowie trinken, will Salz und Wasser als das unbewußte Symbol der Erfahrung (s. auch Köster 1993, S. 234). Alles, was von außen auf es einströmt, beeindruckt dieses Kind und reißt es mit. Eine Biographie wird es begeistern, ein dramatischer Film zu Mitleid und Tränen rühren, es kann sogar in Panik geraten durch mitgefühlte Ängste. Denn es erlebt die Welt der Vorstellung ganz ungeschützt wie eine Realität. Oft fehlt ihm die Kraft zur Umsetzung seiner Begeisterung in wirkliche Taten; es lebt eher in der Welt der Kunst, der Töne und Farben. Es erinnert an das phosphorhaltige Zündhölzchen, das rasch entflammt, aber auch rasch wie ein Feuerwerk erlischt.

Dieses ängstlich-unruhige, kreative Kind will frei und nackt wie seine Seele sein; selbst das Liegen auf der linken Seite beengt sein pulsierendes, mitfühlendes Herz. Und es möchte nicht nur aufnehmen, sondern auch alle anderen mit seinen Gefühlen anstecken, mit entflammen, nicht selten allzusehr. Dann hemmen es seine heisere Stimme und sein Husten bei Gefühlsausbrüchen am völligen Ausbrechen aus seiner dünnen Schale.

Stichwort: Die flammend begeisterte, mitfühlende, ungeschützte Seele, die sich plötzlich erschöpft

Rhus toxicodendron (Giftsumach)

Leitsymptome:
- Nächtliche Angst, kann nicht im Bett bleiben
- Verhaltene deutliche Unruhe, dreht und wendet sich
- Weint, ohne den Grund zu kennen
- Weiß einfache Zusammenhänge nicht mehr
- Schlimmer bei Nässe, feuchtem Wetter, Wetterwechsel, Zugluft
- Schlimmer durch Bewegung, doch nach längerer, fortgesetzter Bewegung wieder besser, vor allem in der frischen Luft

- Reagiert empfindlich auf frische Luft, schon Hand aus Bett-decke
- Muskelschmerzen, eher nur an einer Stelle, wie verrenkt
- Hautausschlag mit Bläschen, eher blaugrau, später oft eitrig
- Haut juckt, Kratzen verschlimmert eher
- Körpersekrete sind scharf
- Zunge trocken mit dreieckigem, rotem Fleck auf der Spitze
- Ausgeprägtes Verlangen nach Milch
- Zittern, Ameisenlaufen oder Nadelstiche in Armen und Beinen

Die bildhafte Als-ob-Idee: Auch geistig ist dieses Menschlein ver-renkt, hat sich übernommen oder wurde durch einen kalten Guß verschreckt. Jetzt fühlt es sich als «Prügelknabe», es hat sich die «Zungenspitze verbrannt». Das kann das Kind zunächst nicht verarbeiten, es zieht sich in sich zurück und läßt den Schreck so außen vor, daß es nicht einmal mehr um ihn weiß. Eitrige Bläschen außen auf der Haut sind die Folge, in verhaltener Unruhe «mur-melt es in seinen Bart». Ruhe suchend kriecht es unter die Decke, kein Windchen soll es stören.

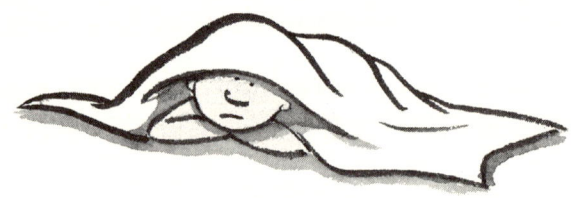

Doch spürt es andererseits die Notwendigkeit, sich mit der Un-ruhe auseinanderzusetzen. Tatsächlich – einmal aus dieser Situa-tion herausgeholt und in Bewegung gebracht, hinaus an die Luft – geht es ihm nach Überwindung der ersten Widerstände, des soge-nannten «inneren Schweinehundes», deutlich besser, und seine Lebensgeister kommen wieder in Schwung.

Stichwort: Zustand, der die Bewegung fürchtet und sie doch erfor-dert

Drückende Hitze – Fieber

Übersicht Fiebermittel
Beachten Sie das ganze Arzneimittelbild! Sonst kein Erfolg!

Einige Symptome	Heilmittel	Seite
Plötzlich, schweißlos, Durst, große Unruhe	Aconitum	120
Plötzlich, benommen, durstlos, Kälte bessert	Apis	97
Kopf tiefrot, heiß, Rest kalt, Urin geht ab	Arnica	121
Matt, Unruhe, Schweiß, nachts, Fieberbläschen	Arsenicum album	99
Plötzlich, Kopf heiß-rot, benommen, träge	Belladonna	101
Fit trotz hohem Fieber, niemand merkt es	Ferrum phos.	123
Anschleichend, heiß-rotes Gesicht, benommen	Gelsemium	123
Anschleichend, murmelt, Fieberphantasien	Hyoscyamus	109
Abends noch fit, erwacht fiebrig, blaß	Lachesis	113
Fieber, Schwitzen bessert, Lippenbläschen	Natrium chlor.	77
Hitze, rot, will bedeckt werden, reizbar	Nux vomica	80
Weinerlich, Klette, durstlos, will kalt	Pulsatilla	83
Zerschlagen, zugempfindlich, unruhig, Herpes	Rhus tox.	117
Deckt sich auf, Ohren, Lippen rot, stinkt	Sulfur	88

Anmerkung: Fieber gehört zur Abwehrreaktion des Körpers. Das Fieber mit Zäpfchen zu senken, heißt die Alarmanlage abzuschalten und zu meinen, damit sei auch etwas gegen den Eindringling getan. Gehen Sie statt dessen gezielt homöopathisch vor! Fieberzäpfchen haben nur einen Sinn bei Kindern mit Fieberkrämpfen, wenn das geeignete homöopathische Mittel nicht rasch gefunden ist.

Aconitum (Eisenhut, Sturmhut)

Leitsymptome:
- Unbeherrschbare, äußerste Angst ohne eigentlich faßbaren Grund
- Heftige Ungeduld und Unruhe, wirft sich hin und her
- Gefühl, ein heftiger Infekt sei im Anzug
- Mag keine Musik, macht das Kind traurig
- Will nicht berührt und nicht bedeckt werden
- Krankheit als Folge von Schreck
- Krankheit als Folge von kaltem Wind, Kälteeinbruch
- Plötzliches, sehr heftiges Fieber
- Schweißlos trockene, heiße Haut
- Kribbeln, Ameisenlaufen
- Unstillbarer Durst auf große Mengen kalten Wassers
- Trockener und harter Husten, vor allem beim Ausatmen

Die bildhafte Als-ob-Idee: Eine Übermacht erschreckt das Kind, wie ein stürmischer Kälteeinbruch, eine erschreckende Nachricht oder eine plötzliche und heftige Infektion, die es noch nie durchgemacht hat. Da kommt etwas noch Unbegreifliches auf es zu. Meist wird das Essen nicht so heiß gegessen, wie es gekocht wird, und auch das Aconitum-Fieber rauscht wie ein Sturm über das kleine Bündel hinweg. Doch während dieser Phase sind Angst und Unruhe heftig, das Kind läßt sich kaum beruhigen, es schreit und gestikuliert, überall spürt es ein Kribbeln, und selbst wenn es schon reden kann, wird es sich kaum imstande sehen, uns zu verdeutlichen, was ihm fehlt. Wer weiß schon, was der heranbrausende Sturm mit sich bringt, vor allem, wenn man ihn noch nie erlebt hat? Das Neue wird gefürchtet, ebenso wie jede Berührung oder Bedeckung: «Was kommt denn nun schon wieder!?» Da «stockt das Blut in den Adern», kein Schweiß fließt, kein Schleim löst sich, als hätte die Kälte alles tiefgefroren. Dafür kommt Unruhe auf, körperlich nicht zurückzuhalten bis hin zum kribbelnden Ameisenlaufen, aber auch heftige Schmerzen und äußerster Durst, als wolle man das vor Schreck scheinbar stockende Blut wieder verflüssigen. Das Kind wird auf Musik traurig, als trauere es in der Unruhe des Sturmes der Harmonie der Welt der Musik nach. Geben wir ihm in diesem Sturm den Sturmhut, Aconitum C30, eventuell auch verkleppert alle zehn Minuten einen Schluck. Zur Erinnerung: In heftigen Situationen wirken Mittel rasch. Dann müssen wir folglich die Wirkung von Aconitum innerhalb von Minuten, höchstens einer Stunde deutlichst merken, das Kind muß ruhig werden und das Fieber sinken, sonst war die Wahl des Mittels falsch!

Stichwort: Der stürmische Kälteeinbruch überwältigt das Kind

Arnica montana (Bergwohlverleih)

Leitsymptome:
- Kopf heiß, tiefrot, der Rest kalt, eiskalte Unterarme
- Kann im Fieber Stuhl und Urin nicht gut halten
- Benommen, zerstreut, vergeßlich
- Alles, worauf das Kind liegt, erscheint ihm zu hart
- Hochmütig, eigensinnig, streitsüchtig, nörglerisch, nicht(!) unbesonnen
- Angst, jetzt sterben zu müssen
- Leichtsinnig, aber auch verzweifelt; leichtsinnig, weil verzweifelt?
- Sagt, es gehe ihm gut, gerade wenn es ihm sehr schlecht geht
- Furcht auf öffentlichen Plätzen
- Furcht, vom Entgegenkommenden geschlagen zu werden; Furcht vor jedem, der sich nähert, will nicht berührt werden
- Stößt sich selbst ständig irgendwo an
- Wie zerschlagen, wie nach Sturz, Bewegung schmerzt; doch ist es ständig in Versuchung, die Lage zu ändern
- Schlimmer nach Verletzungen, auch Operationen, sogar der Zähne
- Müdigkeitsgefühl, Schwäche, schläft im Sitzen ein
- Blaue Flecken

- Immer wieder kleine Furunkel, die sehr weh tun
- Mundgeruch und Aufstoßen wie faule Eier
- Kind schreit vor dem Husten, als ob es Schmerzen hätte
- Durchfälle, dazwischen lange Pausen
- Urin und Stuhl gehen ohne Kontrolle ab, Einnässen

Die bildhafte Als-ob-Idee: Hier steht das Kind nicht nur vor einem Berg, sondern vor einem Titanen. Hochmütig, aber nicht unbesonnen, hat es sich diesmal verrechnet. Es hat das Schicksal herausgefordert und spürt nun dessen «beinharte» Existenz; selbst das Bett erscheint ihm nun hart, jede Berührung tut weh. «Der Mensch versuche die Götter nicht», denn «Hochmut kommt vor dem Fall». Wie ein körperlicher Hoch-mut ist das Gesicht hochrot und heiß durchblutet, die unteren Partien hingegen sind bereits ängstlich kalt, die «Macher» Unterarme sogar eiskalt. Phasenweise Angst könnte man auch aus den Durchfällen mit langen Pausen lesen, und oft steht hier nicht der Hochmut, sondern der Mut der Verzweiflung Pate. Wie der Volksmund es vorhersagt, kommt bei überzogenem Tun der Teufel heraus, das Kind stößt sich unentwegt selbst an und entwickelt eine Furcht vor dem Gegenüber, verliert die Kontrolle (auch die des Urins) und stürzt von seinen viel zu wackligen geistigen Stelzen. Dies ist eine der Formen der Sucht, die die Kontrolle verlieren läßt!
Arnica C30 hilft schnell!

Stichwort: Übermütiger Hochmut, aber auch der Mut der Verzweiflung vor dem Fall

PS: Manchmal versteckt sich dahinter ein Kind mit Natriumchloratum-Struktur (s. S. 77), das aus seiner Verletzungsangst heraus unbewußt Amok zu laufen scheint. Dann zuerst Arnica geben, und nur, wenn das nicht wirkt, Natrium chloratum.

Ferrum phosphoricum (Ferrumphosphatoxid)

Leitsymptome:
- Das Kind ist fit, hat (noch) keine Beschwerden, doch hohes Fieber
- Beginn einer akuten, fieberhaften Erkrankung, Halsentzündung
- Nachtschweiß
- Blutungen, z. B. Nasenbluten
- Blutarmut
- In den Augen Gefühl von Sandkörnern, rot, wund
- Bronchitis kleiner Kinder

Die bildhafte Als-ob-Idee: Das Kind überspielt die Krankheit, es sitzt mit unbemerkten 39,5 Grad Fieber im Sandkasten. Die Beschwerden und Schmerzen können durchaus heftig sein, bleiben jedoch eingeschränkt auf das befallene Organ; der Gesamtorganismus bleibt fit und unberührt.

Stichwort: Der nicht wahrgenommene Infekt; Gesamtstaat ignoriert brennenden Teilstaat

Gelsemium (Wilder, gelber Jasmin)

Leitsymptome:
- Langsam sich anschleichendes Fieber
- Heißes rotes Gesicht, Kind sieht wie betäubt aus
- Extreme, bleierne Mattigkeit, will nur liegen, sonst nichts
- Kopf ist benommen, «eingenebelt»
- Zittern, Schütteln und Zähneklappern
- Frösteln, das den Rücken hoch- und niederläuft
- Viel Schweiß
- Kind fährt auf, klammert sich an die Eltern und schreit, als ob es Angst hätte, zu fallen
- «Blackout» in der Klassenarbeit, auch Durchfall davor

- Schlimmer durch geistige Anstrengung
- Schlimmer durch Sonnenhitze
- Folgen von Schreck, schlimmen Nachrichten
- Will Kopf hochlegen
- Dumpfer Hinterkopfschmerz, besser nach reichlichem Urinieren
- Schwindel und Augenflimmern
- Kann die Augen kaum offenhalten, Lider hängen herunter
- Schreibkrampf
- Durchfall nach Schreck

Die bildhafte Als-ob Idee: Das Kind spürt die unbestimmte Angst zu fallen. Der Schüler sitzt vor der Arbeit, und die Angst, durchzufallen, übermannt ihn, sein Darm nahm den Durch-fall schon vorweg. Das ist der Schlag, den er langsam sich ankündigen spürte; er hat so lange schon über das sinniert, was passieren würde, wenn er jetzt durchfiele, daß ihn nun diese Angst übermannt und sein klares Denken aussetzt. Wie gelähmt von einem tiefsitzenden Schreck, sitzt er zitternd da.

Körperlich äußert sich diese gestörte Funktion ganz ähnlich. Wie nach einem K. o.-Schlag liegt das Kind im Bett, ist benommen und ganz furchtbar müde; das heißrote Köpfchen mag nicht mehr, das schwache Körperchen zittert fröstelnd, die Zähne klappern. Das Häufchen Elend will nur liegenbleiben, fühlt sich müde und schwer, im Stehen schwindelt ihm. Auch dieses Kind hat wie der

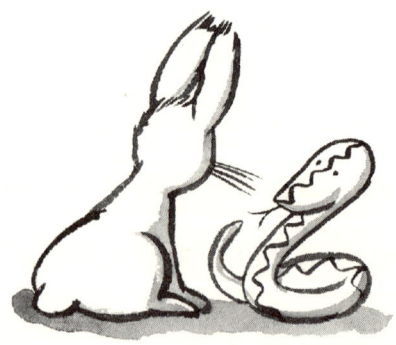

Schüler schon Tage vorher gespürt, daß etwas nicht in Ordnung war. Gelsemium bringt beiden «Kaninchen vor der Schlange» wieder ihre Vitalität zurück.

Stichwort: Erwarteter Tiefschlag; wie gelähmt nach Wahrnehmung einer zuvor befürchteten, nun überzogen wahrgenommenen Realität

Die Kinderkrankheiten

Bei Verdacht auf eine Kinderkrankheit sollten Sie Ihr Kind dem Arzt vorstellen, damit er die Diagnose sichert und schwere Komplikationen ausschließt. Es sollte mit der richtigen homöopathischen Therapie unterstützt werden. Die chemische Therapie ist bei den Virusinfekten Masern, Mumps, Röteln und Windpocken übrigens fast hilflos.

Masern

Das homöopathische Hauptmittel für Masernkinder ist Pulsatilla. Doch bedenken Sie immer – das Arzneimittel muß zum Kind passen!

Übersicht Masern
Beachten Sie das ganze Arzneimittelbild! Sonst kein Erfolg!

Einige Symptome	Heilmittel	Seite
Mattrot; weinerlich, «Klette»; rahmiges Sekret	Pulsatilla	83
Hautausschlag tritt zurück, Zustand schlechter	Bryonia	69
Schlaflosigkeit und Husten nach Masern	Coffea	109
Husten tief, heiser, bellend nach Masern	Drosera	126
Fit trotz Fieber, Nachtschweiß, Nasenbluten	Ferrum phos.	123
Augen sehr betroffen mit Schleim, Tränenfluß	Euphrasia	127
Anschleichend, rotes Gesicht, wie betäubt	Gelsemium	123
Hackender Husten, mehr beim Hinlegen, schlaflos	Sticta pulm.	128
Masernschnupfen, auch nach Masernimpfung	Thuja	91

Drosera (Sonnentau)

Leitsymptome:
- Tiefer, heiserer, bellender Husten, auch nach Masern
- Heiserkeit mit tiefer oder tonloser Stimme
- Hält die Brust beim Husten fest, weil sie schmerzt
- Hustet in kürzesten Abständen, kitzelt unerträglich im Rachen
- Husten mit Luftnot, läuft rot an
- Erbrechen beim Husten
- Schlimmer nach Mitternacht, aber auch beim Hinlegen

Die bildhafte Als-ob Idee: Heftige Abwehr bestimmt das Geschehen, Husten und Erbrechen wechseln sich ab. Die Verschlimmerung zur «Geisterstunde» weist auf den tief unbewußten Prozeß hin, als ob ungelebte, wie das rote Gesicht stark gefühlsbetonte, tief unbewußte Aggressionen auflebten.
PS: Oft reicht eine Gabe C30!

Stichwort: Würgender Husten zur Geisterstunde

Euphrasia (Augentrost)

Leitsymptome:
- Zäher Schleim in den Augen, Augenlidentzündung
- Lichtscheu
- Blinzeln tut gut
- Tränenfluß
- Schnupfen, besser durch kaltes Waschen
- Trockener Husten, mehr tags; nachts nicht störend
- Gliederschmerzen, Bewegung bessert
- Lustlos und in sich gekehrt
- Setzt beim Sprechen immer wieder ab, als würde es stottern
- Schlimmer durch Lesen
- Besser abends
- Übelkeit, besser durch Trinken von kaltem Wasser

Die bildhafte Als-ob Idee: Das Kind hat nicht die Nase voll, sondern die Augen. Anscheinend ist ihm da etwas ins Blickfeld geraten, das ihm die Sprache verschlagen hat. Es gilt zu kühlen, was da heißgelaufen ist. In sich gekehrt, will das Kind alle neuen Impulse von außen abschirmen.

Stichwort: Augen zu und – erstmal ruhen und Augen trösten

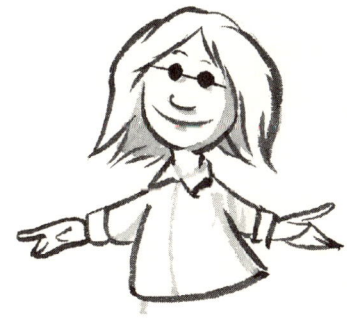

Sticta pulmonaria (Lungenflechte)

Leitsymptome:
- Masernhusten, oft mit Schlaflosigkeit
- Husten trocken, hart und hackend, schlimmer beim Einatmen, abends, bei Müdigkeit und beim Hinlegen
- Gefühl, daß Beine oder ganzer Körper schweben
- Redselig
- Druck und Schmerz in Stirn und Nasenwurzel
- Schnupfen, der versiegt ist und sich ganz festgesetzt hat
- Heuschnupfen, niest unentwegt, Nase völlig verstopft
- Plötzliche Kniegelenkschmerzen

Die bildhafte Als-ob Idee: Die Nase ist zu und blockiert die Einatmung, die Inspiration. Übertragen wir diese Funktion ins Psychische, kerkert das Engstirnige die Inspiration ein, also die einfallenden, einschwebenden Gedanken. Indem das Kind zu schweben empfindet, scheint das Unbewußte diesen Verlust ausgleichen zu wollen. Sticta soll es auf den Boden zurückbringen und ihm tatsächliche Inspirationen ermöglichen.

Stichwort: Engstirnigkeit und Inspiration

Mumps

Wie bei Masern, ist auch bei Mumps Pulsatilla das häufigste homöopathische Heilmittel.

Übersicht Mumps

Beachten Sie das ganze Arzneimittelbild! Sonst kein Erfolg!

Einige Symptome	Heilmittel	Seite
Weinerlich, «Klette»; auch Hoden beteiligt	Pulsatilla	83
Zurück in der Entwicklung, Drüsenschwellungen	Barium carb.	129
Schläfrig, plötzlich Fieber, rot-heißer Kopf	Belladonna	101
Schwere Form, beklommen, Schweiß u. Atem kalt	Carbo veg.	130
Frösteln u. Fieber, Mundgeruch, nachts schlecht	Mercurius	114

Barium carbonicum (Bariumcarbonat)

Leitsymptome:

- Mumps, Speicheldrüsenentzündungen, harte Drüsenanschwellungen
- Kind wächst nicht richtig, auch geistig
- Sehr vergeßlich
- Schüchtern, ängstlich, traut sich nicht viel zu
- Ablenkung bessert
- Schlimmer bei feuchtem Wetter
- Schlimmer beim Liegen auf der kranken Seite
- Abmagerung, aber Bauch stark aufgetrieben, Gesicht aufgedunsen
- Kopf ist auffallend groß
- Kälteempfindlich am Kopf
- Rachenbetont; Mandeln eitern schon bei der geringsten Kälte
- Immer wiederkehrender Husten
- Übelriechender Fußschweiß (kein Kopfschweiß wie Silicea)

Die bildhafte Als-ob-Idee: Ein für sein Alter eher unreifes, in einer mehr geistigen als gefühlsmäßigen Art zurückgebliebenes Kind scheint sich mit seiner eigenen Unzulänglichkeit konfrontiert zu fühlen. Ihm bleibt die Spucke weg, die Speicheldrüse entzündet sich. Es stagniert, spürt jede Kälte und reagiert geradezu hysterisch mit Mandeleiterungen. Muß es durch irgendeine Ablenkung nicht daran denken, geht es ihm natürlich besser. Ihm fehlt Lebenswärme, es fröstelt seelisch wie körperlich.

Stichwort: Das in seiner Entwicklung zurückbleibende Kind in einer Gefühlskrise

Carbo vegetabilis (pflanzliche Kohle)

Leitsymptome:
- Schwere Form von Mumps
- Gleichgültig oder beklommen ängstlich
- Krank seit einem bestimmten Ereignis, z. B. seit einer Wanderung, einem Geburtstag oder einem Armbruch
- Schlimmer abends, in feuchter Luft, nach Überhitzung
- Sehr krankes Kind, sieht bläulich-grau-grün aus
- Körper, Schweiß, Atem kalt; nachts kalte Knie
- Empfindet den Kopf als schwer
- Zahnfleischbluten
- Brennen und Schwäche in der Brust
- Anfangsstadium von Keuchhusten
- Will, daß wir ihm Luft zufächeln
- Blähungen im Magenbereich, auch nach leichten Speisen
- Will das essen, was ihm nicht guttut; mag sehr gern Salziges

Die bildhafte Als-ob-Idee: Wenn bei diesem Kind die Angst durchkommt, ist sie beklommen. Sein Körper mit Kälte, Schweiß und Schwäche, träge, schwerfällig und langsam malt das Bild der versiegenden Energie. Nur das kalte Brennen in Brust und Magen zeigt die Panik, die diese Schwäche im Innersten auslöst. Ich wende dieses Mittel auch bei sehr kranken Kindern an, bei denen unbedingt ein Arzt oder eine Ärztin gefragt ist, auch beim beginnenden Keuchhusten.

Stichwort: Versiegende Energie, beklommene Schwäche

Keuchhusten

Es ist interessant, daß die homöopathischen Keuchhustenmittel auch Mittel für Hysteriekranke sind. Hysterisch nennen wir die aus ungelebten Gefühlen hervorgegangenen Krankheiten. Das führt zu der Vorstellung, daß das Kind in dieser Entwicklungsphase eine zuvor ungelebte Aggression körperlich ausdrücken könnte, einen vorwärts drängenden Impuls, vielleicht, weil er neu aufgekommen ist und noch keinen Platz in der kleinen Seele gefunden hat. Diese Aggression erlebt es nun körperlich, oft zum nächtlichen Leidwesen der ganzen Familie, bis das Problem eingeordnet ist. Nicht umsonst wissen Eltern wie Ärzte, daß Kinderkrankheiten oft mit einem kräftigen psychischen Entwicklungsschub einhergehen.

Übersicht Keuchhusten
Beachten Sie das ganze Arzneimittelbild! Sonst kein Erfolg!

Einige Symptome	Heilmittel	Seite
Keuchhusten mit Erbrechen, Blähungen	Allium cepa	131
Lange, klebrige Schleimfäden, würgend	Coccus cacti	132
Anfangsstadium von Keuchhusten, sehr krank	Carbo veg.	130
Husten tief, bellend, läuft dunkelrot an	Drosera	126
Husten erstickend, rasselnd; Kind blaß	Ipecacuanha	74
Husten abends und in Wärme; draußen besser	Kalium sulf.	133

Allium cepa (Küchenzwiebel)

Leitsymptome:
- Keuchhusten mit Verdauungsstörungen, Erbrechen und Blähungen
- Kehlkopf schmerzt beim Husten, als ob etwas losgerissen würde

- Husten mit viel Auswurf nach Schnupfen
- Schlimmer abends
- Schlimmer im Zimmer, besser in der frischen Luft
- Augen tränen und beißen, aber mit mildem Sekret
- Ohrenschmerzen bei oder nach Schnupfen
- Häufiges, herzhaftes Niesen
- Viel Sekret beim Schnupfen
- Schnupfen brennt wie Feuer, beißt Nase wie Oberlippe wund
- Heuschnupfen schlimmer im August, auch im Frühling
- Heftig schneidende Unterbauchkoliken bei Blähungen

Die bildhafte Als-ob-Idee: Einerseits möchte das Kind so gerne die Lustigkeit ausleben. Das Herumtoben in der frischen Luft bessert seine Beschwerden erstaunlicherweise trotz des Pollenfluges. Doch danach, abends und im Zimmer, scheint unbewußt-körperlich die Furcht aufzukommen, daß das unkontrollierte Umhertollen, wie es die lustigen Pollen tun, Kontrollverlust und Leid nach sich ziehen könnte, wie wenn ein junger Hund sich von der Leine losgerissen hat. So versucht es, die Pollen niesend wieder herauszujagen, die ihm nachträglich die kleine Schnute verbrennen, so, als müßte er seine eigene lustvolle Freiheit draußen in der frischen Luft doch noch büßen, wenn es sie nicht unter Kontrolle bringt. Ein typischer Konflikt, wenn das Bewußtsein gegenüber dem Unbewußten seinen Platz erringen will.

Stichwort: Tags lustig und losgerissen in der frischen Luft, abends Nase und Mund verbrannt

Coccus cacti (Cochenillelaus)

Leitsymptome:
- Keuchhusten mit langen Schleimfäden aus dem Mund
- Große Mengen an klebrigem Schleim bei erstickendem Husten
- Husten, wenn es ins warme Zimmer kommt, besser im Freien

- Brechwürgen, mehr beim Zähneputzen, bei warmem Essen, Trinken
- Schlimmer nach Mitternacht und morgens beim Erwachen

Die bildhafte Als-ob-Idee: Dieses Kind wehrt etwas ab, das es so schwer losbekommt wie die langen klebrigen Fäden aus seinem Mund. Nichts soll ihm «an die Pelle» kommen, es reagiert sogar auf die Zahnbürste wie hysterisch und würgt. Selbst Wärme, die, wie die Lebenswärme der Eltern, Geborgenheit geben könnte, verstärkt die Abwehr.

Stichwort: Würgender Husten mit klebrigem Schleim

Kalium sulfuricum (Kaliumsulfat)

Leitsymptome:
- Rasselnder Husten
- Schlimmer abends
- Viel schlimmer in beheizten Räumen
- Besser in der kühlen, frischen Luft

Die Als-ob-Idee ist der von Pulsatilla (s. S. 83) so ähnlich, daß ich sie hier nicht gesondert aufführen will.

Röteln

Röteln ist beim Kind eine recht harmlose Krankheit. Meist erreicht sie mit dem Hautausschlag schon ihren Höhepunkt, und dann ist das Kind binnen weniger Tage wieder ganz gesund. Manchmal allerdings stockt dieser Ablauf, oder es bilden sich schmerzhafte Lymphknotenschwellungen. Hier kann die Homöopathie helfen.

Übersicht Röteln

Beachten Sie das ganze Arzneimittelbild! Sonst kein Erfolg!

Einige Symptome	Heilmittel	Seite
Ausschlag nur mäßig, aber Kind sehr krank	Apis	97
Harte Drüsenschwellungen; Ablenkung bessert	Barium carb.	129
Plötzlich; Kopf heiß-rot, Arme, Beine kalt	Belladonna	101
Ausschlag schwach, Zustand schlechter	Sulfur	88
Kind schwach, Ausschlag «bleibt stecken»	Zincum met.	134

Zincum metallicum (Metallisches Zink)

Leitsymptome:

- Schon geschwächt, kann Hautausschlag nicht richtig entwickeln; so «bleibt er stecken», und Krankheit schwächt ungemein
- Muskelzucken
- Nackenschmerzen nach langem Schreiben
- Zahnungsbeschwerden, Gesicht blaß, nicht heiß
- Zu schwach, um Husten auszuwerfen; zu schwach für Stuhlgang
- Kind ißt gierig und hastig
- Unruhe in den Füßen, muß sie andauernd bewegen

Die bildhafte Als-ob-Idee: Die Vitalität ist blockiert, so daß sich das Kind nicht gut äußern kann; auch körperlich ist die Funktion des Hervorbringens blockiert. Andererseits kommt diese Vitalität an anderen Stellen, «Überdruckventilen», ersatzweise heraus, z. B. im Zucken der Muskeln wie in der Unruhe der Füße. Ähnlich läßt sich das auch an den Zähnen beobachten, da es einerseits seine Beißerchen nur mit Mühe durchbrechen und hervorbringen kann, andererseits sich nun wie zum Ausgleich alles, was es nur erlangen kann, gierig zwischen diese Zähne schiebt.

Scharlach

Scharlach gehört in ärztliche Hände, er ist keine Krankheit, die Sie als Mutter oder Vater behandeln können. Ich will daher nur auf ein Mittel hinweisen, das auch zur Vorbeugung dient, obwohl die Homöopathie eine ganze Palette weiterer Heilmittel für Scharlachkranke kennt, man denke nur an Apis, Lachesis, Lycopodium, Mercurius solubilis, Acidum nitricum oder Rhus toxicodendron. Doch muß dies die Angelegenheit Ihres homöopathischen Arztes bleiben.

Belladonna (s. S. 101)

Zur Vorbeugung bei einer Scharlachepidemie:
1 Gabe Belladonna C30 oder D30, einmal geben, ohne Wiederholung! Sie werden um so mehr Erfolg haben, je mehr das Bild Ihres Kindes mit dem von Belladonna zusammenpaßt (s. S. 101). Im Zweifelsfall gebe ich eher das Mittel, das von allen am besten zum Kind paßt – welches Mittel auch immer –, da es den besten Schutz gewährleisten dürfte!

Windpocken

Gegenüber den Windpocken sind wir mit chemischer Medizin recht machtlos. Wegen der möglichen Komplikationen sollte immer ein Arzt den Verlauf kontrollieren.

Übersicht Windpocken

Beachten Sie das ganze Arzneimittelbild! Sonst kein Erfolg!

Einige Symptome	Heilmittel	Seite
Will nicht angesehen werden; sentimental	Antimonium crud.	136
Bläschen eher blaugrau, werden eitrig	Rhus tox.	117
Weinerlich, «Klette»; durstlos; Füße kalt	Pulsatilla	83
Ausschlag schwach, aber Zustand schlechter	Sulfur	88

Antimonium crudum (Grauspießglanz)

Leitsymptome:

- Windpocken, auch und vor allem um den Mund herum
- Mürrisch, jammert, traurig, phantasievoll, sentimental
- Will nicht angesehen und nicht berührt werden
- Schlimmer durch ein kaltes Bad, Kind wehrt sich dagegen
- Schlimmer durch Hitze
- Rote Entzündung der Augenlider
- Um den Mund und die Nase herum Risse und wund
- Milchweißbelegte Zunge, oft Schleimhautgeschwüre (Aphten)
- Fingernägel verdicken sich, hornige Warzen
- Magenbeschwerden mit Übelkeit, vor allem nach Überessen
- Stuhlgang fest und flüssig, abwechselnd Durchfall mit Verstopfung
- Fußsohlen sehr empfindlich, oft wegen Sohlenwarzen

Die bildhafte Als-ob-Idee: Eine gerade erworbene, das Kind tief bewegende, eher unbewußte Phantasie ohne Bezug zur Realität scheint es so zu beschäftigen, daß es von außen nicht gestört werden will. Schau mich jetzt nicht an, rühr mich nicht an, die Pelle rebelliert und schlägt aus, rundherum, an Haut und Schleimhäuten!

Stichwort: Schau mich und rühr mich jetzt nicht an, ich muß im Land der Phantasie etwas verarbeiten!

Der Kopf ist voll – Kopfschmerzen, Ängste

Kopfschmerzen

Kinder haben seltener Kopfschmerzen als Erwachsene; sie äußern ihre Probleme eher über den Bauch. Doch im Zusammenhang mit Anforderungen, denen sie sich nicht gewachsen fühlen, treten auch bei ihnen Kopfschmerzen auf. Dann schaue ich zunächst, ob Calcium phosphoricum (s. S. 139), Natrium chloratum (s. S. 77) oder Pulsatilla (s. S. 83) passen.

Den Kopfschmerz nach einem Sturz finden Sie im Kapitel «Verletzungen und andere kleine Notfälle».

Bei Schwindel sollten Sie den homöopathischen Arzt aufsuchen, denn es gibt viele verschiedene Mittel für Schwindel.

Schulprobleme

Übersicht Schulprobleme
Beachten Sie das ganze Arzneimittelbild! Sonst kein Erfolg!

Einige Symptome	Heilmittel	Seite
Nach geistiger Überanstrengung; Durchfall und Bauchbeschwerden *vor* einem Test	Argentum nitr.	98
Kopf benommen, «Black-out», «Fracksausen» mehr *während* als vor Test	Gelsemium	123
Schlafstörungen bei Schulproblemen, auch bei nur eingebildeten	Hyoscyamus	109
Kopfschmerz wie durch einen Nagel, (Liebes-)Kummer	Ignatia	110

Ängste

Angst kann mehr intellektuell im Kopf, aber auch als gefühlsmäßige Not im Bauch oder in der Brust empfunden werden. Sie kann sich auch körperlich äußern, beispielsweise als Durchfall oder körperliche Unruhe. Daher gibt es zahlreiche homöopathische Angst- und Panikmittel. Einige finden Sie auch in diesem Buch; natürlich gehören auch die Mittel für Schlafstörungen (s. S. 93) hierzu.

Die wohl häufigsten beim Kind passenden Angstmittel habe ich Ihnen unten angeführt. Beim Säugling denke ich zunächst an Borax und Calcium carbonicum.

Übersicht Ängste bei Kindern
Beachten Sie das ganze Arzneimittelbild! Sonst kein Erfolg!

Einige Symptome	Heilmittel	Seite
Zwänge bei Angst vor Kontrollverlust; Durst, kann nur kleine Schlucke trinken	Arsenicum alb.	99
Angst zu fallen, beim Legen in die Wiege; Seilbahn; Halten bessert; besser ab 23 Uhr	Borax	102
Größtes Kinderangstmittel, Angst vor lauter Stimme, Schweiß im Gesicht	Calcium carb.	104
Angst mit Herzklopfen, neue Phase, Magersucht, schlimmer bei Schneeschmelze	Calcium phos.	139
Kopf benommen, «Black-out», zittert und schwitzt, malt sich Angst aus	Gelsemium	123
Erwacht um 3 Uhr nachts, verschließt seine Angst, Angst vor Gespenstern	Kalium carb.	112
Angst vor Verletzung, Nagelkauen Klassenprimus, Durst; blaß mager	Natrium chlor.	77
Angst nach Gefühlseindrücken, im Dunkeln, bei Gewitter	Phosphorus	116

Ich rate Ihnen, wenn die Angst zur Regel wird, zum homöopathischen Arzt zu gehen. Denn er ist darin geübt, den Hintergrund zu erarbeiten. Zu zahlreich sind die Konfliktmöglichkeiten bei Kindern. Und als Eltern sind wir zu befangen, um diese ausreichend unbefangen sehen zu können.

Calcium phosphoricum (Calciumphosphat)

Leitsymptome:
- Angst und Furcht in Bauch und Brust, Herzklopfen
- Ist gern allein
- Schlimmer beim Daran-Denken
- Schlimmer bei Schneeschmelze
- Schlimmer durch Stillen
- Mager und kränklich bis hin zur Magersucht
- Knochenbrüche heilen nicht
- Kalter Schweiß, Haut kalt
- Fontanellen lange offen
- Zahnungsprobleme
- Verlangen nach Speck oder geräuchertem Fleisch
- Durchfall grün, spritzend

Die bildhafte Als-ob-Idee: Eine neue Entwicklungsphase, vielleicht der Schub der Pubertät, die wie der spritzige, grüne Frühling den Winter mit der Schneeschmelze ablösen will, scheint diesem Kind ans Herz zu klopfen und ihm «Schiß» zu machen. Den Speck als die schützende Wampe begehrt das magere Kind, nur nicht daran denken, nichts Neues (essend) aufnehmen, und «Keiner soll zu mir kommen»! Wie tief diese Belastung greift, zeigt die Beteiligung von Knochen und Zähnen.

Stichwort: Schütze mich vor dem aufbrechenden Frühling

Augen auf! – Augenkrankheiten

Bindehautentzündung

Die häufigste Augenkrankheit unserer Kinder ist gewiß die Binde-hautentzündung. Ist sie hartnäckig oder eitrig, ziehen Sie Ihre(n) homöopathische(n) Ärztin/Arzt zu Rate.

Übersicht Bindehautentzündung
Beachten Sie das ganze Arzneimittelbild! Sonst kein Erfolg!

Einige Symptome	Heilmittel	Seite
Augenlid rot; «Sieh, rühr mich nicht an!»	Antimonium crud.	136
Schwellung mehr Unterlid, wie Bienenstich	Apis	97
Eitrige Augenentzündung, zäher Schleim	Argentum nitr.	98
Brennen, als ob Tränen Lider anfressen	Arsenicum album	99
Entzündungen der Augen bei Neugeborenen	Calcium carb.	104
Lidentzündung, zäher Schleim, Lichtscheu	Euphrasia	127
Lider rot, wund, Ränder rot, geschwollen	Kreosotum	140
Augenjucken, gelbes rahmiges Sekret, weint	Pulsatilla	83
Eiter, weißlich, wird gut ertragen, riecht	Silicea	84
Häufige Gerstenkörner, juckend-stechend	Staphisagria	86
Neugeborene, wenn Calcium carb. nicht paßt	Thuja	91

Kreosotum (destilliert aus Buchenholzteer)

Leitsymptome:
- Augenlider rot und wund, Lidränder rot, geschwollen
- Traurig, geistesabwesend, große Schwäche
- Ruhelos, vor allem nachts
- Bildet sich ein, Feuer zu sehen

- Ist krank, behauptet es sei gesund
- Schlimmer bei Zahnung, vor allem von 18 bis 6 Uhr, will bewegt und gestreichelt werden
- Alle Ausscheidungen riechen faulig, machen wund
- Pochen, Pulsieren
- Kleine Wunden bluten stark
- Karies der Zähne, sobald Zähne durchgebrochen
- Schlimme Zahnschmerzen
- Zahnfleisch schmerzhaft, geschwollen, dunkelrotblau
- Unstillbares Erbrechen
- Verlangen nach Fleisch
- Mag nichts Beengendes um den Bauch haben
- Durchfälle, die verwest riechen
- Kann nur im Liegen urinieren
- Einnässen im ersten Schlaf, kaum aufzuwecken; träumt dabei, es habe auf der Toilette uriniert
- Weißlicher Ausfluß, riecht faulig, färbt die Wäsche gelb
- Zwischen Schamlippen Brennen beim Urinieren, dort und Gesäßspalte wund, legt Hand darauf, schreit wütend wegen Schmerz

Die bildhafte Als-ob-Idee: Feuer gilt als das Symbol der Kraft, von einem Zustand in den anderen überzugehen. Das scheint diesem Kind nur gegen Widerstand zu gelingen. Heftige Widersprüche wie das Verlangen nach Fleisch, andererseits unstillbares Erbrechen, das Durchbrechen der Zähne, die aber sofort kariös werden, krank zu sein, doch zu behaupten, man sei gesund, nur im Liegen urinieren zu können, aber beim Einnässen zu träumen, man habe auf der Toilette uriniert, zeigen die ungeheure Anspannung des Unbewußten in den Bereichen der großen Triebe. Statt einen feurigen Entwicklungsschub zu erleben, siecht das Kind vor sich hin; ein Gewitter scheint gefordert. Interessant, daß der Volksmund dann sagt: «Die Buche, die suche!»

Stichwort: Siechtum statt Entwicklungsschub bei heftig aufkeimenden Trieben

Unser Kind hat die Nase voll –
Krankheiten der Nase

Schnupfen

Schnupfen als Virusinfekt ist leider auch bei Kindern eine bis
heute chemisch nicht heilbare Volksseuche; heilt er, so liegt das
am Kind und nicht an den chemischen Nasentropfen! So sollte er
homöopathisch behandelt werden. Ist der Schnupfen allergisch,
schauen Sie bitte auch ins Kapitel «Heuschnupfen».

Übersicht Schnupfen
Beachten Sie das ganze Arzneimittelbild! Sonst kein Erfolg!

Einige Symptome	Heilmittel	Seite
Brennend, wäßrig; Kind schlapp, schwitzt	Arsenicum alb.	99
Zäh-klebrig; Fäden, «Gelatine»; verstopft	Kalium bichr.	143
Nase nachts verstopft, Krusten und Pfröpfe	Lycopodium	75
Wund-stechend-flüssig, dann milder und dick	Mercurius sol.	114
Mehr morgens, nicht schmeckend, Kribbeln	Natrium chlor.	77
Morgens rahmig, gelbgrün; im Freien wäßrig	Pulsatilla	83
Gelb, grünlich, auch hart-trocken, Borken	Sepia	144
Weiß-rahmig, stinkend; nach Impfung, Zahnung	Silicea	84
Versiegt mit Stirn- und Nasenwurzelschmerz	Sticta pulm.	128
Stetiges Schniefen, Nase trocken, verstopft	Sambucus nigra	146
Borken, dickes, übelriechendes Sekret	Thuja	91

Nasenrachenpolypen

Auch Nasenrachenpolypen können die Nase verstopfen. Das wirkt sich aus wie ein ständiger Schnupfen mit Ohrenproblemen. Es gibt dafür Heilmittel in der Homöopathie, ich denke an Calcium carbonicum, Kalium bichromicum, Lycopodium, Pulsatilla, Sanguinaria, Silicea, Thuja. Um jedoch keine Zeit zu verlieren – es besteht die Gefahr einer Schwerhörigkeit –, sollten Sie nicht herumprobieren, sondern Ihren homöopathischen Arzt aufsuchen.

Kalium bichromicum, Kaliumdichromat

Leitsymptome:
- Zäh-klebriger Schnupfen; lange Schleimfäden, «Gelatine»-stücke
- Schnupfen kann stinken
- Nase ist verstopft, manchmal sehr trocken; oft häufig erkältet
- Punktförmiger Kopfschmerz, nicht größer als eine Fingerspitze, vor allem an der Nasenwurzel oben, dort druckempfindlich
- Schlimmer im Sommer
- Schleimhautgeschwüre wie ausgestanzt
- Schmerz kann von Stelle zu Stelle springen
- Manchmal vor dem Kopfschmerz wie blind
- Pflockgefühl im Hals oder im Po
- Beläge vom Rachen zum Kehlkopf
- Rauhe, heisere Stimme, auch heiserer Husten
- Schmerz zwischen den Schulterblättern hindurch
- Druck auf dem Magen direkt nach dem Essen, Völlegefühl
- Sekretionen oft geleeartig, auch Stuhl

Die bildhafte Als-ob-Idee: Diese Seele scheint sich den Frieden durch eine innere Burg sichern zu wollen; äußerlich schützt sich dieses Kind oft durch rundliche Körperformen. Beläge im Rachen, Pflock im Hals und im Po, Nase voll und verklebt – alle Luken dichtmachen, scheint hier die Devise.

Ein Hagen scheint diesen Siegfried zwischen den Schulterblättern hindurch an seiner ungeschütztesten Stelle zu stechen. Auch der den Burgfrieden störende, umherspringende Kobold, der den Burgherrn blendet und drückend schmerzt, sowie die stanzenartigen Löcher in den Schleimhäuten verraten die Unsicherheit dieses Scheinfriedens.

Stichwort: Alle Luken dicht

PS: Wie bei Kalium carbonicum (s. S. 112) ist auch hier an den seelischen Aspekt kaum heranzukommen; er sitzt wohl im «Burgverlies».

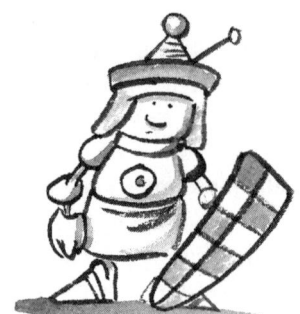

Sepia (Tinte des Tintenfisches)

Leitsymptome:
- Gelber, grünlicher Schnupfen, auch hart-trocken; innen Borken
- Gleichgültig gegen Familie; teilnahms- und interesselos
- Gern allein, flieht andere; Trost verschlechtert, mißtrauisch
- Besser durch Beschäftigung
- Pedantisch, Reinlichkeitszwänge
- Erträgt keinen Widerspruch
- Weint oft und ist traurig, ohne den Grund zu kennen
- Schlimmer durch Stillen, nach Milchtrinken
- Schlimmer nach Naßwerden
- Schwächephasen mit Hitze und Schweiß; schon Spaziergang zuviel
- Runde, kreisförmige Hautausschläge an einzelnen Stellen
- Muß Kopf hin und her bewegen
- Hände und Füße sind abwechselnd heiß
- Gefühl, innere Organe hingen herunter, seien schmerzhaft leer
- Pochen im Bauch
- Beschwerden ziehen zum Rücken

- Verstopfung, zuweilen muß man mit dem Finger nachhelfen
- Völlegefühl im untersten Bauch, als sei dort eine Kugel; auch nach Stuhlgang
- Bodensatz im Urin wie Lehm
- Urin stinkt unerträglich, muß aus dem Zimmer
- Einnässen, kaum daß das Kind im Bett und eingeschlafen ist
- Feuchte Stellen in den Kniebeugen

Die bildhafte Als-ob-Idee: In der Beziehung zu den von ihm geliebten Menschen scheint diesem empfindlichen Kind die subjektive Erfüllung zu entgehen – wie einem Erwachsenen in einer nur durch Pflichten verbundenen Ehe. Die Fähigkeit des Kindes zu jener emotionalen Wärme, die auf ein Liebesobjekt wie die Eltern zielt und wesentlichen inneren Halt gibt, scheint zu schwinden. Wozu leben, lieben, lernen? scheint es in tiefer innerer Gleichgültigkeit, Haltlosigkeit und Leere zu fragen. Statt in der Wärme zwischenmenschlicher Beziehungen findet es die Lust am Leben allenfalls ersatzweise in oberflächlichem Spaß bis hin zur Sucht, wie ein Tintenfisch mit seinen Fangarmen, ohne den Halt von Knochen oder Gräten. Innerlich ausgehöhlt, erscheint dem Kind jede noch so kleine Routinepflicht wie die Hausaufgaben als ein riesiger Berg. «Alles auf meinem Rücken, wo mir doch das Rückgrat fehlt!» scheinen dann die zum Rücken ziehenden Beschwerden auszurufen, begleitet von «Durchhänge»-Phasen, Schwäche und Schweiß. Das Kind scheint wieder frei von jedem Muß wie ein Säugling sein zu wollen; so näßt es ein, kaum daß es eingeschlafen ist und sein überbordendes Unbewußtes die Führung übernimmt. Und der Bauch, das Zentrum der kindlichen Gefühle, pocht und klopft, als wolle er schreien: Mich gibt es auch noch! Hände und Füße wechseln wie verzweifelt die Hitze, wo soll sie auch heraus? Genauso wechselt das Kind seine Freunde, immer auf der Suche nach dem tiefen Gefühl, das zu spüren ihm blockadeartig verwehrt zu sein scheint. Der Unterbauch beschwert sich gotterbärmlich, der Urin stinkt so zum Himmel, daß niemand seinen Geruch aushält. Das Kind wird so seinen Stuhl nicht selbst produzieren, nicht leistungsfähig durchs Leben gehen – wozu auch? Wahre

Lebenslust aus strukturiertem Tun geht ihm ab, es muß die fordernde Alltagspflicht als das Tun eines dümmlich braven Esels empfinden. Den Kreis, das Symbol des Schutzes wie die Mauer des Paradieses, malt seine Haut als Aus-schlag heraus, als suche es diesen Schutz des Mütterlichen vor dem übermäßig fordernden und verpflichtenden inneren Vater. Die Milch, das mütterliche Symbol der Liebe ohne Wenn und Aber, kann seine Beschwerden verschlimmern.

Stichwort: Tiefe Gefühlsfähigkeit fehlt aus Mangel an innerem Halt, daher Gleichgültigkeit
Achtung, dieses Mittel nicht wiederholen! Nur einmal geben!

Sambucus nigra (Schwarzer Holunder)

Leitsymptome:
- Stetig schniefendes Kleinkind mit trocken verstopfter Nase, muß durch den Mund atmen, kann deshalb kaum an Brust trinken
- Ärgerlich und schreckhaft
- Nächtliche Hitze ohne Schweiß
- Schwitzt stark nur beim Erwachen, will nicht aufgedeckt werden
- Erstickender Husten um Mitternacht, wacht auf, setzt sich hin, wird blau

Die bildhafte Als-ob-Idee: Schweiß beim Erwachen deutet wie das nächtliche Asthma auf Zukunftsangst hin. Da ist kein Platz für Neues, «Nase zu!», selbst wenn damit die Nahrungsaufnahme gefährdet wird. Welch tiefe Angst!

Stichwort: Stark unbewußte Zukunftsangst blockiert neue Gedanken

Unser Kind niest im Heu – Heuschnupfen

Finden Sie es nicht auch erstaunlich, daß beim Heuschnupfen die lustigen, fröhlichen Symbole des Frühlings, die von Lebensfreude und Blumen erzählen, wie Killerbakterien vom Körper bekämpft werden, obwohl sie ihm gar nichts tun? Was mag nur so an diesen Symbolen irritieren? Über den Hintergrund können Sie mit mir in meinem Buch «Spiegelungen zwischen Körper und Seele» nachgrübeln.

Für diese sehr tiefe Krankheit muß ein genau auf das ganze Kind passendes Heilmittel gefunden werden, soll sie nicht immer wieder auftauchen. Finden Sie dabei nicht wirklich eines, das Sie als geradezu überwältigend treffend empfinden, suchen Sie Ihren homöopathischen Arzt auf; es wird Ihnen und ihm eine Menge Arbeit bereiten, denn er muß alles hinterfragen und hinterdenken, doch es kann sich lohnen.

Übersicht Heuschnupfen
Beachten Sie das ganze Arzneimittelbild! Sonst kein Erfolg!

Einige Symptome	Heilmittel	Seite
August u. Frühling, herzhaftes Niesen	Allium cepa	131
Mehr Augen; Kaltwaschen bessert Schnupfen	Euphrasia	127
Unerträgliches Kitzeln am Gaumen	Lachesis	113
Eiliges, unstetes, vergeßliches Kind	Medorrhinum	148
Trocken, Herpes, lange mit Chemie behandelt	Natrium chlor.	77
Häufig! Fußschweiß, Kälteempfindlich	Silicea	84
Niesanfälle und Tränenfluß, Augenbrennen	Sabadilla	149
Niest unentwegt, Nase verstopft	Sticta pulmon.	128

Medorrhinum (GO-Nosode)

Leitsymptome:

- Heuschnupfen bei Kindern mit der folgenden Struktur:
- Früh starker Sexualtrieb
- Bildet sich ein, große Menschen und Tiere zu sehen
- Zeit vergeht gefühlsmäßig zu langsam, kann sich dem Gang der Ereignisse nicht gut anpassen
- Ahnt Dinge vorher
- Immer in Eile; verliert den Faden
- Unstet und flatterhaft; phasenweise kraftvoll, dann wieder lasch; anfallsweise skrupellos und brutal, auch Gewaltphasen als Gefühlsersatz, als suche es Gegengewalt, auch in Familie
- Sehr schreckhaft, empfindlich
- Weint, wenn es angesprochen wird
- Weinen bessert Symptome
- Vergißt Namen und das, was es kurz zuvor gesagt, gelesen, gedacht hat
- Fehler beim Buchstabieren
- Hoffnungslos, als habe es etwas Unentschuldbares begangen
- Stets Bewegungsdrang, wälzt sich, zappelt mit Armen und Beinen
- Besser in der Lage nach unten, auf dem Gesicht
- Besser am Meer, nicht immer im Meer
- Schlechter beim Daran-Denken
- Schlimmer am Tage
- Schlimmer durch Feuchtigkeit
- Feigwarzen
- Häufiges Räuspern
- Ausatmen geht schwer, Einatmen leicht
- Äußerst durstig
- Verlangen nach Fett, Süßem, Salz, Eis und noch grünen Früchten
- Sehr übelriechende, wäßrige Durchfälle
- Stuhlgang schmerzt, Kind weint; geht nur ab beim Zurück-lehnen

- Windeldermatitis
- Einnässen
- Hitze der Fußsohlen, streckt sie nachts aus dem Bett

Die bildhafte Als-ob-Idee: Dieses Kind rast seiner Zeit voraus. Voller Bewegungsdrang will es das Leben an einem Tage bewältigen, es will die Früchte grün essen, bevor sie reifen, in seinem Lebensdurst groß sein, bevor es an der Zeit ist, und den Frühling, den Sommer und den Herbst am besten auf einmal erleben. Dann reicht die Zeit nicht zu einem soliden psychischen Unterbau. Diese Strukturschwäche durchzieht das ganze psychische Gebäude. Dadurch überfordern kontinuierliche, aufbauende Prozesse wie das Buchstabieren oder zusammenhängende Sätze diesen hastigen Geist, das Kind reagiert verunsichert mit Weinen und Schreckhaftigkeit bis hin zu einem ungeheuer schlechten Gewissen, ohne daß es den Grund dafür begreift. Besserung findet es in der Zeitlosigkeit des Meeres, aber auch bei äußerem Halt wie mit dem Gesicht im Kissen oder dem Stuhlgang nur mit zurückgelehntem Rücken. Die durch die Strukturschwäche gestörte Produktivität äußert sich in Feigwarzen, häufigem Räuspern (Abgabe, Produktion der Stimme gestört), gestörter Abgabe des Atems und den Stuhlproblemen. So laufen ihm die Fußsohlen heiß, weil der solide Unterbau fehlt.

Stichwort: Grünen Früchten fehlt die solide Struktur der Reife.

Achtung: Wegen der Tiefe, mit der Medorrhinum eingreift, empfehle ich dringlich die Rücksprache mit dem Arzt vor der Gabe; beim noch nicht sprechenden Kind ist dies unerläßlich.

Sabadilla (Läusekraut)

Leitsymptome:
- Heuschnupfen mit Niesanfällen und Tränenfluß, Augenbrennen
- Starker Stirnkopfschmerz bei Schnupfen

- Früher und intensiver Geschlechtstrieb
- Reizbarkeit, vor allem morgens, auch bei zurückgehendem Fieber
- Schlechtes Gewissen
- Oft in Gedanken versunken, baut Luftschlösser
- Bildet sich Störungen an seinem Körper ein, obwohl es immer wieder sieht, daß es sie sich nur einbildet
- Ruhelos ängstlich, mehr nachts
- Beeinflußbare Stimmung, wechselhafte psychische Beschwerden
- Schreckhaft, vor allem durch Geräusche
- Benommenes Gefühl im Kopf, schlimmer beim Gehen
- Geistig empfindungslos, gefühlsmäßig empfindlich
- Geistige Anstrengung verschlechtert Beschwerden, Kopfweh
- Mag nicht antworten oder versteht Fragen gedanklich nicht
- Arbeitsunlust; vergeßlich
- Vollmond verschlimmert
- Schwindel, Gefühl, alles wirbele durcheinander
- Gesicht heiß, auch Hitzewellen, mehr abends
- Trockenheit im Hals
- Muß dauernd schlucken
- Durstlos
- Verlangen nach heißen Speisen und warmer Kleidung
- Fröstelt leicht
- Würmer, schneidendes Bauchweh, Durchfall

Die bildhafte Als-ob-Idee: Dieses Kind schluckt an etwas – vielleicht der aufkommenden Sexualität –, das ihm Schwindel bereitet und seine kleine Welt durcheinanderwirbelt. Kein Wunder, daß es auf die kleinen, wirbelnden Kobolde, die Pollen, allergisch reagiert. Offensichtlich kann es gedanklich der Dynamik der Realität nicht folgen, es fühlt sich benommen; Nachdenken (also Reflektieren) bereitet dem Kind Kopfschmerzen, Vollmond (Volle Reflexion des Mondes) verschlimmert den Zustand. So scheint es sich in eine Gedankenwelt zu flüchten, baut Krankheitsideen und Luftschlösser auf, obwohl es durchaus weiß, daß diese nicht in der Wirklichkeit existieren. Seinen Geist lähmt die Überforderung, sein Kopf läuft heiß, seine Psyche ist dadurch ängstlich beunruhigt, das Kind fröstelt und ist leicht von außen erschreckbar, und sei es nur durch unruhig vitale Pollen.

Stichwort: Die Dynamik der Realität überfordert und lähmt gedanklich, dadurch geängstigte und beunruhigte Psyche

Unser Kind kann es nicht mehr hören – Ohrenkrankheiten

Manche Kinder leiden immer wieder an Entzündungen der Ohren. Diese Schwäche will die Homöopathie beheben. Ziehen Sie dabei Ihren homöopathischen Arzt zu Rate!

Übersicht krankes Ohr
Beachten Sie das ganze Arzneimittelbild! Sonst kein Erfolg!

Einige Symptome	Heilmittel	Seite
Schmerzen abends, im Zimmer; Luft bessert	Allium cepa	131
Klopfende, heftige, plötzliche Schmerzen	Belladonna	101
Entzündung, Schwellungen kalt, Unterkiefer	Calcium carb.	104
Reißende Schmerzanfälle, Kind schreit auf	Chamomilla	105
Pulsieren, Eiter stinkend, Gehörgangspusteln	Hepar sulfuris	152
Meist stechender Schmerz, verstopfte Nase	Kalium bichr.	143
Ohrenschmerzen kommen langsam angekrochen	Mercurius sol.	114
Drückende, reißende, stechende Schmerzen	Pulsatilla	83
Schmerz auch hinter dem Ohr, weißer Eiter	Silicea	84
Reißende, stechende Schmerzen; wie wund	Sulfur	88

Hepar sulfuris (Kalkschwefelleber)

Leitsymptome:
- Pulsieren in den Ohren, hört schlecht
- Übelriechender Eiter aus Ohren, Pusteln im Gehörgang
- Kann sehr heftig aus der Haut fahren
- Gedächtnisschwäche
- Hastig, eilig
- Sehr schmerzempfindlich
- Schlimmer durch kalte Luft, kalten Wind; besser bei feuchtem Wetter
- Schlimmer durch Berührung, und sei es nur die Kleidung
- Eiterungen; der gelbe Eiter ist unter der Haut zu sehen
- Schlechte Heilung; schon kleine Verletzungen eitern
- Schweiß unentwegt
- Nase verstopft
- Mandeln geschwollen, Stechen im Hals wie von einem Splitter
- Krupp-Husten, rasselnd und pfeifend, aber es kommt kein Schleim, erstickend und beengend, morgens schlimmer
- Hustet schon beim Entblößen eines Körperteils
- Verlangen nach sauren Sachen, Essig
- Durchfall und Schweiß riechen sauer
- Stuhl wie Lehm, kommt schwer heraus

Die bildhafte Als-ob-Idee: In diesem hochempfindlichen Zustand kann auch die kleinste Verletzung die Haut zum Eitern und die Seele impulsiv und hemmungslos zerstörerisch zum Aus-der-Haut-Fahren bringen, wie nach dem Motto: Gib ihm Saures! Die mögliche Kruppatmung zeigt an, wie tief die dahinterliegende Angst geht. «Rühr mich nicht an, ich ertrage im Moment nicht einmal den Wind!» sagt dieses reizbare Nervenbündel.

Stichwort: Explosives Nervenbündel, nicht anrühren, sonst...!

Ein Zahn bricht durch – Zahnungsprobleme

Auch aus eigener Erfahrung kann ich von der Wohltat für Eltern berichten, wenn bei der Zahnung das richtige Mittel die Nacht wieder zur Nacht macht. Unerläßlich ist dabei, alle Leitsymptome des Kindes mit allen des Arzneimittels zu vergleichen!

Übersicht Zahnung

Beachten Sie das ganze Arzneimittelbild! Sonst kein Erfolg!

Einige Symptome	Heilmittel	Seite
Plötzliche heftige Schmerzen, Unruhe, Panik	Aconitum	120
Angst zu fallen, hält sich fest; schreckhaft	Borax	102
Husten mit Kopf-Stirnschweiß	Calc. carb.	104
Haut, Schweiß kalt, lange offene Fontanellen	Calc. phos.	139
Zorniges Wüten, Umhertragen bessert	Chamomilla	105
Wärme, sanfter Druck bessert; widersprüchlich	Ignatia	110
18–6 Uhr, will bewegt werden; Zähne kariös	Kreosotum	140
Will Hartes beißen; Zähne zusammengebissen	Phytolacca	153
Hält Mund fest zu; Unmengen stinkender Stuhl	Podophyllum	154
Durchfall, Fußschweiß, mag keine Kälte	Silicea	84
Gesicht blaß, nicht heiß; Fußunruhe; schwach	Zincum met.	134

Phytolacca (Kermesbeere)

Leitsymptome:

– Großes Verlangen, bei der Zahnung auf etwas Hartes zu beißen
– Hält Zähne fest zusammengebissen
– Schlimmer bei feuchtem Wetter
– Schlimmer durch heiße Nahrung
– Besser in Bauchlage
– Hohes Fieber, Kopf und Gesicht heiß, sonst kalt; Puls rast
– Schwindel beim Aufrichten

- Brennende, wunde, rohe Halsschmerzen, oft zum Ohr ziehend
- Mandeln zuerst rot, dann weiße Flecken, dann Belag
- Schmerzen schlimmer durch Bewegung, muß sich trotzdem bewegen

Die bildhafte Als-ob-Idee: Irgend etwas Neues scheint das Kind abzuwehren, das kann es nicht schlucken, es beißt die Zähne fest zusammen und liegt abgekehrt von der Welt auf dem Bauch. Aufrichten bereitet Schwindel, in Ruhe geht es dem Kind besser. Aber etwas in ihm verlangt schließlich nach Bewegung und Öffnung, vielleicht nur der Hunger, und so wird das Neue doch geschluckt, auch wenn der Schlund dabei so wund wird, als sei die Sache noch zu heiß gewesen.

Stichwort: Die Sache ist dem Kind zu heiß, das will und kann es zunächst nicht schlucken

Podophyllum (Maiapfel)

Leitsymptome:
- Zahnungsprobleme, oft mit Unmengen Stuhlgang
- Hält beim Zahnen den Mund fest zusammengebissen
- Stöhnt oft, mehr im Schlaf
- Schläft mit halbgeschlossenen, matten oder glasierten Augen
- Wälzt Kopf von einer zur anderen Seite
- Würgt, aber erbricht nicht
- Unmengen Stuhlgang, immer sehr übelriechend, mit Poltern im Bauch, eher schmerzlos; schlimmer nachts, morgens, bei Zahnung, heißem Wetter und nach dem Baden

Die bildhafte Als-ob-Idee und Stichwort: Immense Produktivität, auch die Zahnung erinnert an eine Geburt

Der Mund ist faul – Mundkrankheiten

Eingerissene Mundwinkel

Salben heilen eingerissene Mundwinkel nicht, da die Störung von innen kommt.

Übersicht Eingerissene Mundwinkel
Beachten Sie das ganze Arzneimittelbild! Sonst kein Erfolg!

Einige Symptome	Heilmittel	Seite
Risse, Aphten; Mundgeruch; Speichelfluß	Acidum nitricum	155
Risse an Mund und Nase; nicht anschauen!	Antimonium crud.	136
Roh wie Rindfleisch, pult, bohrt, nagt	Arum triphyllum	156
Risse, honigartige Absonderung	Graphites	73
Wunde Mundwinkel, Zahnradzunge, Speichel	Mercurius sol.	114
Risse, Fußschweiß, Kälteempfindlichkeit	Silicea	84

Acidum nitricum (Salpetersäure)

Leitsymptome:
- Krankheiten am Übergang von Haut zu Schleimhaut, rissige, geschwürige, schorfige Mundwinkel
- Geschwüre (Aphten) im Mund, übelster Mundgeruch, Speichelfluß
- Zahnfleisch geschwollen, geschwürig, schwammig
- Gedächtnisschwäche, Kopf wie voll
- Reizbar und halsstarrig, seelisch wie körperlich
- Geistig erschöpft
- Niedergeschlagen, vor allem abends, Beschwerden durch Kummer

- Mag kein Mitgefühl, Denken an seine Beschwerden verschlimmert
- Krankheitsängste
- Empfindlich auf Geräusche, Berührung, Erschütterung
- Besser in lockerer als in enger Kleidung
- Gelenke knacken
- Frösteln
- Schmerzen stechend wie Splitter
- Warzen, weich, groß, gestielt oder gezackt, auch nässend
- Husten abends, schleimig, auch blutig
- Will Kreide essen, verlangt nach Fett, nach Hering
- Risse, Fissuren am After, schmerzen sogar nach weichem Stuhl
- Urin stinkt widerwärtig

Die bildhafte Als-ob-Idee: Das Übergehen und Abgeben eines Kummers fällt diesem Kind in seiner Tiefe so schwer wie selbst das Loslassen eines weichen Stuhlganges. Wie ein Splitter sitzt der Kummer fest, das erschöpfte Kind will sich nicht erinnern, nicht einmal durch Trost erinnert werden und reagiert gereizt. Sein Kopf ist voll, es verlangt nach Fett als dem Symbol einer dicken Schutzschicht, kein Wunder, sind doch seine Öffnungen nach außen wie zerrissen und wollen nicht heilen.

Stichwort: Kummer wie ein Splitter, der zerreißt, kann nur schwer losgelassen werden

Arum triphyllum (Aronstab, Zehrwurzel)

Leitsymptome:
- Lippen, Mund und Nase sehen roh aus wie Rindfleisch, blutig
- Das Kind pult, bohrt und nagt an den rohen Stellen, obwohl sie ihm sehr wehtun; schreit auf, aber bohrt weiter
- Heiserkeit, verliert die Stimme auch mitten beim Singen oder Sprechen
- Nagelkauen bis zum Bluten

Die bildhafte Als-ob-Idee und Stichwort: Zwanghafte Autoaggression bei Unfähigkeit zu Kommunikation. Will das Kind sich gegen eine erdrückende Mutterliebe wehren?

Aphten

Rundliche Mundgeschwüre, Aphten genannt, schmerzen meist sehr. Es ist nicht schön, zusehen zu müssen, wie das Kleine nicht richtig essen kann. Die Homöopathie kann hier helfen.

Übersicht Aphten

Beachten Sie das ganze Arzneimittelbild! Sonst kein Erfolg!

Einige Symptome	Heilmittel	Seite
Auch Risse; Mundgeruch; Speichelfluß	Acidum nitr.	155
Entkräftete, hastige Kinder, blaue Flecken	Acidum sulf.	157
Weiß, leicht blutend, vom Mund bis zum Po	Borax	102
Mundgeruch, Zahnfleischbluten, Speichel zäh	Mercurius sol	114

Acidum sulfuricum (Schwefelsäure)

Leitsymptome:
- Aphten bei entkräfteten Kindern
- Innere Eile und Hast, Zittern
- Leicht blaue Flecken
- Zahnbelag
- Kurzer quälender Husten
- Saures Erbrechen, das Kind riecht sauer

Die bildhafte Als-ob-Idee und Stichwort: Unruhiges, hastiges und entkräftetes Kind mit Aphten

Feuer im Hals – Halsentzündungen

Halsentzündungen befallen unsere Kinder so häufig wie eine Volksseuche. Ich will dem homöopathisch vorbeugen und verhindern, daß der Zustand chronisch wird. Eitrige Entzündungen sollten Sie zu Ihrem homöopathischen Arzt führen.

Übersicht Halsentzündungen

Beachten Sie das ganze Arzneimittelbild! Sonst kein Erfolg!

Einige Symptome	Heilmittel	Seite
Plötzlich, heftig Fieber, Durst, schweißlos	Aconitum	120
Stinkt, Mundwinkelgeschwüre, Speichelfluß	Acidum nitr.	155
Kratzen oder Splittergefühl, zäher Schleim	Argentum nitr.	98
Oft Infekte, harte Lymphknotenschwellungen	Barium carb.	129
Hals trocken, plötzlich, Kopf heiß und rot	Belladonna	101
Heftiges Brennen wie von Pfeffer	Capsicum	158
Brennend, durch Schlucken nicht schlimmer	Causticum	70
Zornig, warmer Kopfschweiß, eine Wange rot	Chamomilla	105
Fit trotz hohem Fieber, Nasenbluten	Ferrum phos.	123
Mandeln geschwollen, Stechen wie Splitter	Hepar sulfuris	152
Schmerzen links, blaß, mehr bei Heißtrinken	Lachesis	113
Schmerzen rechts, mehr bei kalten Getränken	Lycopodium	75
Allmählich, mehr nachts, Zahneindrücke, stinkt	Mercurius sol.	114
Rachen rot, nicht Mandeln, mehr im Winter	Petroleum	81

Capsicum (Spanischer Pfeffer)

Leitsymptome:

- Heftiges Brennen im Hals, als sei Pfeffer verschluckt worden
- Heimweh, schwelgt in Vergangenem; schnell beleidigt
- Besser in Bewegung, schlechter im Stehen, noch schlechter beim Sitzen und Liegen

- Rote Wangen mit Fieber
- Frieren zwischen den Schulterblättern, mehr nach dem Trinken
- Beim Husten berstende Schmerzen im Kopf und an anderen entfernten Stellen

Die bildhafte Als-ob-Idee: Dieses leicht beleidigte Kind empfindet Bemerkungen schnell so, als gäbe man ihm Pfeffer zu schlucken. Natürlich hat es dann eine fröstelnde Angst an seiner ungeschütztesten Stelle, zwischen den Schulterblättern. Die unsichersten Körperstellungen wie Liegen und Sitzen rufen daher auch die größte Verschlimmerung hervor. Die Flucht ins Gestern erscheint da wie eine geschützte, paradiesische Traumwelt.

Stichwort: Flucht ins Gestern bei unsicherer Überempfindlichkeit

Unser Kind hustet uns etwas – Atemwegskrankheiten

Auch hinter einem banalen Husten verbirgt sich oft eine tiefere Ursache; nicht umsonst kehrt er oft wieder. Somit gibt es sehr viele verschiedene Hintergründe und vielfältige homöopathische Heilmittel. Die Übersicht kann helfen, einige häufige Mittel für Husten zu vergleichen; da Kinder selten Auswurf hochbringen, habe ich hierzu keinen Bezug genommen. Bei Säuglingen werden Sie nicht feststellen können, ob der Husten kitzelt oder brennt. Halten Sie sich dann bitte an das, was Sie wirklich von der Krankheit Ihres Kindes wissen. Homöopathie muß exakt sein, ganz genau stimmen. «Macht's nach, aber macht's genau nach!», riet uns ihr Entdecker Dr. Samuel Hahnemann.

So gehen Sie vor:

1. Halten Sie zunächst die Husten-Leitsymptome Ihres Kindes fest, schreiben Sie sich diese am besten auf, und zwar möglichst genau! (Wann, wodurch, wie hustet das Kind?)
2. Dann erst sollten Sie in allen drei (!) folgenden Übersichtsschemata genauestens nach diesen Hustensymptomen forschen und die Namen der in Frage kommenden Mittel herausschreiben.
3. Schließlich vergleichen Sie bitte die Beschwerden Ihres Kindes mit den Bildern der von Ihnen herausgesuchten Arzneimittel.

Übersicht Husten–Verschlimmerungszeiten (1)

Beachten Sie unbedingt das ganze Arzneimittelbild!

Einige Symptome			Heilmittel	Seite
	nachts		Aconitum	120
	abends		Acidum nitricum	155
morgens	abends im Bett	nachts	Arsenicum album	99
	nachts 2 Uhr		Belladonna	101
morgens	abends	nachts	Calcium carb.	104
	abends		Capsicum	158
	abends	vor Mitternacht	Carbo veget	130
	nachts		Chamomilla	105
morgens			China	106
Erwachen	23.30 Uhr		Coccus cacti	132
	nachts		Cuprum	72
	nach Mitternacht		Drosera	126
nur morgens, nur tags!			Euphrasia	127
abends, im Bett	bis Mitternacht		Hepar sulf.	152
	nachts, erwacht durch Husten		Hyoscyamus	109
	abends, vor allem im Bett		Ignatia	110
morgens, beim Erwachen nachts 2–3 Uhr			Kalium bichrom.	143

Auslösende Symptome	Heilmittel	Seite
morgens nachts 3 Uhr	Kalium carbon	112
nachts	Kalium sulfur	133
morgens und nachts beim Erwachen	Lachesis	113
abends, beim Einschlafen, nachts	Lycopodium	75
besser mittags beim Hinlegen	Manganum	170
abends, vor allem im Bett, nachts	Mercurius sol.	114
abends im Bett, nach Mitternacht bis Tagesanbruch	Natrium chlor.	77
morgens beim Erwachen	Nux vomica	80
tags bis Mitternacht	Phosphorus	116
morgens abends nachts	Pulsatilla	83
morgens beim Erwachen 23.00	Rumex crispus	170
abends im Bett nachts	Sepia	144
beim Erwachen, nachts Erwachen durch Husten	Silicea	84
durchgehend Tag + Nacht, mehr nach Mitternacht	Spongia	172
morgens, vor allem im Bett nachts	Sulfur	88

Übersicht dessen, was den Husten auslösen und verschlimmern kann (2)

Beachten Sie unbedingt das ganze Arzneimittelbild!

Auslösende Symptome	Heilmittel	Seite
Fieber, trocken-kalte Luft und Wind, Nord- oder Ostwind	Aconitum	120
Kalte Luft	Allium cepa	131
Weinen	Arnica	121
Fieber, im Freien, vor allem Gehen im Freien, Kaltwerden, kalte Luft und Getränke, besser durch warme Getränke	Arsenicum alb.	99

Auslösende Symptome	Heilmittel	Seite
Tiefes Atmen	Belladonna	101
Ärger, tiefes Atmen, besser im Freien	Bryonia	69
Fieber, Klavierspielen	Calcium carb.	104
Nervosität	Capsicum	158
Keuchhusteninfekt im Beginn	Carbo veg.	130
Bücken, Liegen, erwacht durch Husten, kalte Luft, aber besser nach Kalttrinken	Causticum	70
Ärger, während Schlaf	Chamomilla	105
Lachen und Bewegen der Brust, Kopftief- und -hochlage	China	106
Im warmen Zimmer, besser im Freien, würgt beim Zähneputzen	Coccus cacti	132
Kalttrinken bessert	Cuprum	72
Nach Masern, Reden, Trinken	Drosera	126
Besser im Liegen	Euphrasia	127
Nachts, Schließen der Augen, nachts, Entblößen, Kaltwerden, kalte Luft, im Wind	Hepar sulf.	152
Liegen, kalte Luft	Hyoscyamus	109
Ärger, muß nach Husten noch mehr husten	Ignatia	110
Fieber, morgens nach Hinlegen tief Atmen	Ipecacuanha	74
Essen	Kalium bichrom.	143
Fieber, tiefes Atmen, Kaltwerden	Kalium carbon.	112

Druck auf Kehle, beim Einschlafen, während und nach Schlaf, beim Erwachen, Aufstehen aus dem Bett	Lachesis	113
Einschlafen, Husten stört Schlaf	Lycopodium	75
Federbett; besser im Liegen, vor allem mittags	Manganum	170
Rechts-Liegen, Schweiß	Mercurius sol.	114
Bewegen der Arme, Fieber	Natrium chlor.	77
Vor Aufstehen, Bewegen der Brust, Essen, Fieber, Kaltwerden, kalte Luft, besser durch warme Getränke	Nux vomica	80
Frösteln vor Fieber, Fieber, Kaltwerden, kalte Luft, im Freien, vor allem Gehen im Freien, Wechsel Zimmer–frische Luft, Anderen Vorlesen, im Bett, muß aufsitzen, erwacht durch Husten	Phosphorus	116
Nach Masern, Anstrengung, Liegen, muß aufsitzen, besser im Freien, Überhitzung, im warmen Zimmer, Husten stört Schlaf	Pulsatilla	83
Baden, Entblößen, Frösteln vor Fieber, Kaltwerden, besser durch warme Getränke	Rhus tox.	117
Einatmen, unregelmäßiges Atmen, Entblößen, Gehen aus warm in kalt, Kaltwerden, kalte Luft, im Freien, Reden, Liegen	Rumex crispus	170
Erwacht durch Husten, Husten stört Schlaf	Sepia	144
Kaltwerden, Entblößen von Kopf oder Fuß, besser durch warme Getränke	Silicea	84
Aufregung, besser durch Trinken, trockener Husten besser durch Essen	Spongia	172
Vor Schlaf, im Bett, beim Einschlafen, erwacht durch Husten	Sulfur	88

Übersicht möglicher Empfindungen bei Husten und Hustenarten (3)

Beachten Sie unbedingt das ganze Arzneimittelbild!

Einige mögliche Symptome	Heilmittel	Seite
Kurz, trocken, bellend, kitzelt, Reizhusten, heiser, auch kruppartig	Aconitum	120
Kitzeln im Kehlkopf, Hüsteln in kalter Luft und Reizhusten, heiser, schmerzhaft	Allium cepa	131
Trockener Husten um 3 Uhr nachts	Ammonium carb.	168
Hält sich die Brust	Arnica	121
Wie durch Staub, hüstelt durch Kitzel im Kehlkopf, trocken mehr nachts, lose mehr bei Fieber, quälend, ekliger Mundgeruch, auch asthmatisch	Arsenicum album	99
Anhaltend, hart, heftig, als stecke etwas im Kehlkopf, dort Kitzeln und Reizhusten von dort aus, bellend, heiser, hohl, krampfartig mehr nachmittags und nachts, trocken mehr nachts, quälend, anfallartig	Belladonna	101
Krampfhaft, trocken, morgens lose; Gefühl, vom Magen aus zu husten, schmerzhaft stechend, hält sich die Brust	Bryonia	69
Trocken mehr nachts vor Mitternacht, aber lose morgens und bei Fieber	Calcium carb.	104
Berstende Schmerzen beim Husten im Kopf und an anderen entfernten Stellen	Capsicum	158
Erstickend, heiser, heftig, krampfhaft, anfall- und keuchhustenartig, morgens lose	Carbo veg.	130

Roh wie wund, anhaltend, heftig, quälend, heiser, hohl, rasselnd, quälend	Causticum	70
Kitzelhusten mehr in Halsgrube, Reizhusten mehr vom Kehlkopf aus, trocken im Schlaf	Chamomilla	105
Anhaltend, krampfhaft, trocken, Anfälle	China	106
Erstickend, würgend morgens nach Aufstehen	Cina	107
Heftig würgend, Kitzel-, Reizhusten, Hüsteln vom Kehlkopf aus, krampfhaft gegen 22.30 Uhr und im Liegen	Coccus cacti	132
Kurz	Coffea	109
Krampfhaft, asthmatisch, erstickend, im Kehlkopf zusammenschnürend, heftig, mit Krampfanfällen, lange Hustenstöße, nachts ununterbrochene Anfälle	Cuprum	72
Anfallartig, erstickend, Reizhusten von Kehlkopf, Luftröhre aus, kitzelt im Kehlkopf, mehr im Liegen, wie durch Staub; heftig, bellend, heiser mehr nach Mitternacht, keuchhustenartig, klingend, krampfhaft mehr nachts, quälend, hält sich die Brust, tiefsitzend, trocken nachts, auch asthmatisch	Drosera	126
Trocken	Euphrasia	127
Erstickend mehr nachts, kruppartig, heftig; hüstelt nach Mittagessen, Reizhusten vom Kehlkopf aus, anfallartig, bellend, heiser vor allem bis Mitternacht, trocken abends und nachts, morgens lose	Hepar sulf.	152
Hüsteln nach Hinlegen, nervöser Husten, heftig, kitzelnd, anfallartig, heiser, trocken mehr nachts mit Besserung durch Aufsitzen, auch erstickend, krampfartig	Hyoscyamus	109

Einige mögliche Symptome	Heilmittel	Seite
Heftig, hüstelt abends mehr im Bett, Reizhusten vom Kehlkopf aus, durch den Husten noch zunehmend mehr von der Halsgrube aus, hohl beim Erwachen und abends, kurz, trocken mehr abends	Ignatia	110
Anfallartig, läuft erstickend bis blau an, eher gegen 19 Uhr; würgt, krampfhaft, quälend, heftig, rasselnd, Kitzel- und Reizhusten mehr im Kehlkopf, asthmatisch	Ipecacuanha	74
Kruppartig, Reizhusten, kitzelt in Kehlkopf und Luftröhre, trocken mehr morgens, greift beim Husten an den Hals	Jodum	169
Kruppartig, heiser, Schleim in Brust, Kehlkopf	Kalium bichrom.	143
Heftig mehr nachts um 3 Uhr, hart, kitzelt mehr in Luftröhre, Kribbelt in Kehlkopf, Reizhusten von Kehlkopf und Luftröhre aus, lose mehr bei Fieber, trocken mehr beim Hinlegen	Kalium carb.	112
Keuchhustenartig, rasselnd ohne Heiserkeit	Kalium sulf.	133
Erstickend im Schlaf; Kitzeln, Krümel- und Tropfengefühl im Kehlkopf, beim Einschlafen im Kehlkopf wie zusammenschnürend, heftig mehr beim Erwachen, Hüsteln mehr durch Kitzeln im Kehlkopf, Reizhusten vom Kehlkopf aus, Schleim im Kehlkopf, trocken mehr nachts, auch kruppartig	Lachesis	113
Abends vor dem Schlafen, wie durch Staub, anhaltend, kitzelt im Kehlkopf, kitzelt zum Verrücktwerden, Reizhusten von Luftröhre aus, trocken abends und bei schmächtigen Knaben	Lycopodium	75
Tiefsitzender Husten, trocken	Manganum	170

Stechend, reißend	Mercurius sol.	114
Trocken, Kitzel-, Reizhusten und Hüsteln mehr im Kehlkopf	Natrium chlor.	77
Kitzelt mehr in Kehlkopf und Luftröhre, hustet durch Rauheit im Kehlkopf, wund im Kehlkopf, früh im Bett sehr heftig, Reizhusten mehr vom Kehlkopf aus, asthmatisch, erstickend, krampfhaft, quälend, trocken von Mitternacht bis zum Tagesanbruch, anfallartig	Nux vomica	80
Kruppartig, heftig; kitzelt im Freien, mehr im Kehlkopf; wund im Kehlkopf, im Kehlkopf zusammenschnürend, Hüsteln mehr durch Kitzeln im Kehlkopf; Reizhusten von Kehlkopf, Luftröhre und Brust aus; trocken mehr nachts	Phosphorus	116
Kitzel- und Reizhusten vom Kehlkopf aus, wie durch Staub, heftig, krampfhaft; loser Schleim in der Brust mehr morgens, trocken beim Hinlegen, abends, nachts mit Besserung durch Aufsitzen, abends anhaltend, anfallartig	Pulsatilla	83
Kurz; Kitzel-, Reizhusten der Luftröhre	Rhus tox.	117
Anhaltend, Kitzel- und Reizhusten von der Halsgrube aus, wund im Kehlkopf, trocken, krampfartig, anfallartig	Rumex crispus	170
Erstickend, mehr um Mitternacht; Krupp	Sambucus nigra	146
Kitzelt mehr in Halsgrube und Luftröhre, Reizhusten von der Halsgrube aus, Kribbeln in Luftröhre, als stecke etwas in Luftröhre; Hüsteln mehr nachmittags; abends und nach Hinlegen bei trockenem Kehlkopf, krampfhaft nach Keuchhusten, trocken beim Hinlegen, fauliger Mundgeruch	Sanguinaria	171

| --- | --- | --- |
Anhaltender Husten, beim Erwachen, Einschlafen und nachts, besser durch Aufsitzen; Kitzel-, Reizhusten mehr von Brust und Luftröhre aus, auch wie vom Magen aus; rasselnd; kurz; morgens lose, krampfhaft mehr abends; trocken beim Hinlegen, Hüsteln mehr abends vor allem im Bett, heftig mehr abends im Liegen, anfallartig	Sepia	144
Kitzel- und Reizhusten von Luftröhre aus	Silicea	84
Anhaltend, kruppartig; Kitzel-, Reizhusten vom Kehlkopf aus, bellend, hohl, trocken, krampfartig, klingt kratzend	Spongia	172
Kitzelt mehr im Kehlkopf	Staphisagria	86
Stört im Schlaf, erstickend, wund im Kehlkopf wie durch Staub, Reizhusten von Luftröhre aus, morgens und tags lose, trocken mehr beim Hinlegen und im Liegen, abends und nachts mehr beim Erwachen	Sulfur	88

Ammonium carbonicum (Hirschhornsalz)

Leitsymptome:

- Trockener Husten um 3 Uhr nachts, Kitzelhusten aus der Kehle
- Traurig
- Konzentrationsstörungen, geistesabwesend
- Verwirrt, meint Ungeziefer herumkriechen zu sehen, sieht Gespenster, Verbrecher, Tote
- Ängstlich
- Gehorcht nicht
- Abneigung gegen Baden, Baden tut auch nicht gut
- Schlimmer bei feuchtem Wetter
- Schlimmer beim Essen
- Sehr matt und kränklich, wird von Grippe nicht gesund

- Lymphknoten vergrößert
- Roter Hautausschlag, als ob Scharlach
- Stockschnupfen, mehr nachts, atmet durch den Mund
- Nasenbluten beim Gesichtwaschen
- Heißhunger

Die bildhafte Als-ob-Idee: Tiefe Angst scheint die Verschlimmerung gegen 3 Uhr nachts anzuzeigen, ebenso wie die traurige Welt von Toten, Gespenstern und Verbrechern. Ungeziefervorstellungen weisen auf Zwänge hin (s. a. Arsenicum album S. 99) Wesentliche Grundfunktionen sind gestört; Waschen tut nicht gut, die Nase fängt dabei sogar an zu bluten, Heißhunger ist da, aber das Essen macht die Beschwerden schlimmer, das Einatmen durch die Nase ist nachts unmöglich. Weil das Kind so geistesabwesend und unkonzentriert ist, kann es nicht gehorchen.

Dieses ermattete, zerbrechliche Menschlein ist in seiner Gesundheit sehr gefährdet. Es gehört, wenn es ihm nicht umgehend besser geht, in die Hände des homöopathischen Arztes.

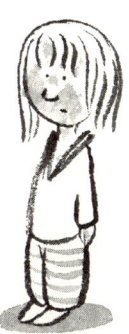

Stichwort: Schwer gestörte Grundfunktionen, Angst und Zwänge sind wohl die Paten

Jodum (Jod)

Leitsymptome:
- Husten kruppartig, kitzelt in Kehlkopf und Luftröhre, oder Reizhusten, trocken mehr morgens, Kind greift beim Husten an den Hals
- Furcht, daß etwas passieren wird
- Denkt, es müsse sich an etwas erinnern, aber weiß nicht woran
- Ruhelose Angst, muß Tag und Nacht in Bewegung bleiben
- Alles wird besser bei und nach Essen, muß unentwegt essen
- Schlimmer in und bei Wärme

- Abmagerung trotz Heißhungers
- Schwellung der Lymphknoten
- Eher blaß

Die bildhafte Als-ob-Idee: Das Kind macht den Eindruck, ein schlechtes Gewissen zu haben. Dafür muß es keinen faßbaren Grund geben, das Verhalten kann unbewußt ausgelöst sein. Jodum greift wie alle homöopathischen Mittel nicht nur körperlich ein; wenn ein solches Mittel genau paßt, ist die Wirkung auf die Psyche frappierend.

Stichwort: Wie ein schlechtes Gewissen als ungutes Ruhekissen

Manganum (Mangan)

Leitsymptome:
- Husten besser durch Hinlegen mittags
- Trockener, tiefsitzender Husten, besser im Liegen
- Fersenschmerzen

Die bildhafte Als-ob-Idee und Stichwort: Wir wissen noch nicht viel über Manganum. Doch wenn der Husten sich auffallend immer mittags durch Hinlegen bessert, müssen wir an Manganum denken, wenn nicht ein anderes Mittel besser paßt.

Rumex crispus (Ampfer)

Leitsymptome:
- Husten morgens beim Erwachen und um 23 Uhr, anfallsweise
- Husten schlimmer beim Einatmen und unregelmäßigen Atmen, Reden, Liegen
- Husten schlimmer durch Kaltwerden, z. B. Entblößen, Gehen aus Warm in Kalt, im Freien; rutscht unter die Decke, um sich vor dem Einatmen kalter Luft zu schützen

- Hustenart: anhaltend, Kitzel- und Reizhusten von der Halsgrube aus, wund im Kehlkopf, trocken, krampfartig
- Hautausschlag, der abends beim Ausziehen fürchterlich juckt
- Stechende Brustschmerzen mehr links, beim Einatmen und Bewegen
- Durchfall morgens

Die bildhafte Als-ob-Idee: Da sitzt Angst auf der Pelle, die extreme Kälteempfindlichkeit, die Verschlimmerung vor Mitternacht, die Neigung zum Verkrampfen und der Durchfall zeigen es an. «Weg von mir, von meiner Haut», sagt die Krankheit, und so kommt beim Ausziehen der «Schutzschicht Kleidung» abends die Haut in Panik und juckt gar fürchterlich.

Stichwort: Ängstliche Überlastung, geh mir von der Pelle!

Sanguinaria (Kanadische Blutwurzel)

Leitsymptome:
- Husten kitzelt mehr in Halsgrube und Luftröhre, Reizhusten von der Halsgrube aus, Kribbeln in Luftröhre, als stecke etwas in Luftröhre; Hüsteln mehr nachmittags und abends, abends und nach Hinlegen trockenes Gefühl im Kehlkopf, krampfhafter Husten nach Keuchhusten, trocken beim Hinlegen, auch übelriechend
- Ungeduldig, mürrisch, reizbar, hysterisch, traurig, benommen, schwerfällig
- Gefühl, im Magen hüpfe etwas Lebendiges
- Gefühl, als würde der Kopf vorwärtsgezogen und als würden die Augen herausgetrieben
- Kopfschmerz vom Nacken hinten nach vorn über das rechte Auge, besser nach dem Schlaf
- Gesicht rot, auch hektische rote Flecken, wallungsartig
- Nase verstopft, auch durch Polypen
- Zunge wie verbrannt

- Brennende Halsschmerzen
- Schulterschmerzen rechts, mehr nachts, kann Arm nicht heben
- Schmerz hinter dem Brustbein

Die bildhafte Als-ob-Idee: Irgend etwas gefühlsmäßig Lebendiges, ein ungelebtes Gefühl, hüpft diesem Kind im Magen umher, in seiner «Kammer unbewußter neuer Impulse». Es springen ihm fast die Augen aus dem schon vorgezogenen Kopf mit hektischen roten Flecken, so scheint es sich nach diesem ungelebten Gefühl zu sehnen; der Kopf zieht sogar schmerzend von hinten nach vorn. Solch migräneartiges Kopfweh zeigt – laut den alten Chinesen – an, daß Konsequenz gefordert ist. Doch die funktioniert nicht, die Rechte, der Arm der Tat, kann nicht gehoben werden, und die Zunge ist wie verbrannt; irgendein innerer Gegenimpuls hemmt dieses Kind, und es stinkt ihm, es hat die Nase voll, bis hin zu Barrieren wie Polypen.

Stichwort: Ungelebtes Gefühl, noch unerreichbar, deshalb eher hysterischer Husten

PS: Sanguinaria bedarf als ein erfahrungsgemäß eher oberflächliches Mittel zuweilen eines tieferen Mittels in der Folge, entsprechend den danach noch verbleibenden Symptomen.

Spongia (Gerösteter Meerschwamm)

Leitsymptome:
- Husten durchgehend Tag und Nacht, schlimmer nach Mitternacht und in den frühen Morgenstunden beim Erwachen aus dem Schlaf, durch Aufregung, Reden, besser durch Trinken; wenn trocken, dann besser durch Essen; anhaltend, kruppartig, Kitzel- und Reizhusten vom Kehlkopf aus, bellend, hohl, trocken, krampfhaft, klingt kratzend
- Hochsteigen verschlechtert
- Kann nicht gut mit dem Kopf tief liegen

Die bildhafte Als-ob-Idee und Stichwort: In tiefer Nacht, der Zeit tief unbewußter Impulse, leidet dieses Kind an einem Gefühl des Erstickens. Gewissensängste belasten das sehr zur Hingabe neigende Kind und lassen seinen Kopf nicht in Tieflage ruhen. Die einfachen Dinge des Alltags, wie Essen und Trinken, bessern seine Beschwerden, weil sie es herunterführen von den Höhen, in die es sich verstiegen hat.

Die Luft geht aus – Krupphusten und Asthma

Krupphusten und Asthma sind keine leichten Krankheiten. Natürlich muß ein Arzt sie behandeln. Viele verschiedene Möglichkeiten tun sich da auf, das hat Ihnen gewiß schon die keineswegs vollständige Hustenmittel-Übersicht vor Augen geführt.

Doch dauert es im Akutfall zumindest Minuten, bis der gerufene Arzt eintrifft, und diese Zeit kann unerträglich lang werden.

Beachten Sie dann bitte folgendes:

Kommen Sie nicht in Panik! Wenn Kinder bei ihren Eltern große Angst spüren, löst dies völlige Hilflosigkeit bei ihnen aus, sind Mutter und Vater doch ihr ganzer seelischer Halt. Reden Sie also in ruhiger und beruhigender Art mit ihrem Kind! Beherrschen Sie sich, Sie können später immer noch schreien, herumrennen oder weinen! Ich schreibe das so deutlich, weil es so wichtig ist für Ihr Kind.

Schauen Sie, ob Ihr Kind sich etwas in den Rachen gesteckt hat und deshalb Luftprobleme hat. Vorsicht! Drücken Sie das bei all der Aufregung nicht hinunter in den Schlund, wenn Sie es hervorholen wollen. Atmen Sie durch! Zeigen Sie Ruhe und Besonnenheit, anders geht es in solchen Situationen nicht.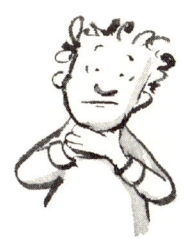

Plötzliche Atemnot in der Zeit vor und um Mitternacht bei Asthma- und Kruppkindern erfordert homöopathisch als erstes Notfallmittel *Aconitum* (s. S. 120), möglichst als D30 oder C30. Unabhängig davon, welche Potenz Sie vorrätig haben, geben Sie gleich 1 Kügelchen unter die Zunge. Tut sich innerhalb von 2 Minuten nichts, geben Sie eines in ein Glas Wasser, rühren Sie kräftig um und geben Sie Ihrem Kind etwa alle 2 Minuten einen Tropfen davon in den Mund. Ist der Arzt noch nicht eingetroffen und hilft Aconitum nicht innerhalb von 10 bis 15 Minuten, so versuchen Sie es mit *Spongia* (s. S. 172), welches normalerweise eher erst weit nach Mitternacht, schon gegen Morgen hilft. Spongia können Sie als C30 oder D30, aber auch als D12 geben und eventuell in Wasser verkleppert (s. S. 44) nach einigen Minuten noch einmal verabreichen. Sollte immer noch kein Arzt vor Ort sein, weil Sie beispielsweise auf den Malediven ohne deutschsprechenden Arzt und ohne Medizin sitzen, so folgen danach zuerst *Hepar sulfuris* (S. 152) und dann *Phosphorus* (S. 116). Beachten Sie bitte die Arzneimittelbilder!

Und lassen Sie sich bitte nicht davon abbringen, im Notfall auch ein chemisches Notfallmittel zu geben. Das hängt allein von der Schwere der Krankheit Ihres Kindes ab.

Ist der Anfall vorüber, schlägt die Stunde der eingehenden Befragung, wie Sie dies aus dem ersten Teil des Buches kennen. Dann müssen der tiefe Hintergrund des meist nächtlichen dramatischen Geschehnisses abgeklopft und exakt die Leitsymptome herausgefiltert werden, die uns zum richtigen Heilmittel führen. Natürlich finden Sie dazu im Kapitel über den Husten Hinweise. Doch bedarf es hierzu einiger Erfahrung, so daß ich Sie bitten möchte, Ihr Kind nicht zum Übungsobjekt zu machen. Überlassen Sie die Therapie hier bitte Ihrem homöopathischen Arzt.

Einige Symptome	Heilmittel	Seite
Vor Mitternacht	Aconitum	120
In nächtlichen frühen Morgenstunden	Spongia	172
Im Zweifel bei plötzlichem Auftreten zuerst	Aconitum	120
Immer Arzt hinzuziehen! Ist kein Arzt erreichbar, eventuell noch versuchen	Hepar sulf.	152
sonst	Phosphorus	116

Es reicht – Appetitlosigkeit und Fettsucht

Manche Kinder essen und essen und werden doch immer dünner. Diese haben wir bei der Besprechung von Jodum (s. S. 169), Calcium carbonicum (s. S. 104), Natrium chloratum (s. S. 77) und Petroleum (s. S. 81) schon kennengelernt.

Anderen Kindern schmeckt das Essen einfach nicht. Manchmal schleicht sich das ein, ohne daß die Eltern es zunächst bemerken. Zuweilen tritt es auch als Folge eines Infektes auf, dann könnte auch Sulfur (s. S. 88) gefragt sein. Kommt der Appetit nach dem ersten Bissen wieder, denke man an China (s. S. 106), auch an Calcium carbonicum (s. S. 104). Verschwindet er mit den ersten Bissen, sollten Sie bei Lycopodium (s. S. 75) nachschlagen. Vergeht der Hunger schon beim Anblick des Essens, und nicht nur, weil unser Kind gerade diese Speise einfach nicht mag, vergleichen Sie es mit dem Bild von Sulfur (s. S. 88).

Ansonsten überdenke ich bei appetitarmen Kindern noch: Arsenicum album (s. S. 99), Chamomilla (s. S. 105), Kalium bichromicum (s. S. 143), Nux vomica (s. S. 80), Phosphor (s. S. 116), Pulsatilla (s. S. 83), Rhus toxicodendron (s. S. 117), Sepia (s. S. 144) und Silicea (s. S. 84). Ißt unser Spatz immer dann nichts, wenn nebliges Wetter herrscht, vermute ich China als passendes Heilmittel (s. S. 106). Bitte nicht herumprobieren – wenn kein Mittel wirklich sehr gut paßt, fragen Sie Ihren homöopathischen Arzt. Dorthin gehören auch jene Kinder, die genügend essen und doch abnehmen.

Als Kehrseite des Problems nehmen manche Kinder über alle Maßen zu. Überprüfen Sie als Eltern bitte zunächst, ob Sie mit der Verknüpfung von Lob und Süßem das Dickwerden ungewollt unterstützen; dann schenken Sie künftig statt Schokolade etwas Schönes oder erstellen Sie eine Liste mit Pluspunkten, bei der ab einer bestimmten Punktzahl irgendeine tolle Unternehmung für Ihr Kind herausspringt. Außerdem können Sie nicht erwarten, daß Ihre Kinder sich zurückhalten, wenn Sie selbst es nicht tun – da müssen Sie bei sich selbst anfangen! Haben Sie diese Punkte abgeklärt, schauen Sie bei Calcium carbonicum (s. S. 104), Capsicum (s. S. 158) und Graphites (s. S. 73) nach. Paßt keines wirklich, schauen Sie einmal unter dem Stichwort «Sucht» nach.

Haben Sie es bemerkt? Calcium carbonicum finden Sie auf beiden Seiten, beim Unter- wie beim Übergewicht. Wundert Sie das noch? Erinnern Sie sich! Wir behandeln nicht die Gewichtsstörung, sondern deren Hintergrund. Sie können sich gewiß auch eine depressive Phase vorstellen, die der eine mit Kummerspeck zu bewältigen sucht, wohingegen sie dem anderen den Appetit verschlägt. Calcium carbonicum als das Mittel mit der Sehnsucht nach langsamer Genauigkeit kann einerseits stauen und schwellen und anlagern, also zunehmen, weil es zu langsam ist, andererseits aber auch mit der Akribie seiner Zwänge alles Überflüssige wegkontrollieren. Deshalb brauchen wir in der Homöopathie mehr als ein einziges Leitsymptom und im Zweifelsfall noch die Idee des Mittels. Dann machen wir Homöopathie, sonst aber suchen wir «die Nadel im Heuhaufen».

Der Magen ist kein Gummischlauch –
Magen-Darm-Krankheiten

Durchfall, Erbrechen

Magen-Darm-Infekte des Säuglings gehören in ärztliche Betreuung. Handelt es sich um eine akute Magen-Darm-Erkrankung des größeren Kindes mit Durchfall und/oder Erbrechen, fahnden Sie zunächst nach der Ursache, und achten Sie außerdem bitte genau auf den Durst Ihres Kindes. Auch die Wetterlage spielt eine Rolle. Bitte berücksichtigen Sie alle drei untenstehenden Tabellen!

Übersicht Ursache Durchfall, Erbrechen (1)
Beachten Sie das ganze Arzneimittelbild! Sonst kein Erfolg!

Einige Symptome	Heilmittel	Seite
Folgen von verdorbenem Essen, Fleisch, Eis, eiskalten Getränken	Arsenicum alb.	99
Folgen von Zuviel- und Durcheinander-Essen, von zu schwerer und zu fetter Nahrung, besser nach dem Erbrechen	Pulsatilla	83
Folgen von Zuviel- und Durcheinander-Essen, zu schwerer, zu fetter Nahrung nicht (!) besser nach Erbrechen	Ipecacuanha	74
Folgen von zu scharfem und zu stark gewürztem, oft zu vielem Essen	Nux vomica	80

Übersicht Durst bei Durchfall, Erbrechen (2)

Beachten Sie das ganze Arzneimittelbild! Sonst kein Erfolg!

Einige Symptome	Heilmittel	Seite
Unstillbarer Durst, trinkt becherweise	Bryonia	69
Riesiger Durst, aber kann nur schluckweise trinken	Arsenicum alb.	99
Vermehrter Durst	Nux vomica	80
Ohne Durst, mag nicht trinken wenn überhaupt, dann Kaltes	Pulsatilla	83

Übersicht Zusammenhang mit Wetterlage bei Durchfall, Erbrechen (3)

Beachten Sie das ganze Arzneimittelbild! Sonst kein Erfolg!

Einige Symptome	Heilmittel	Seite
Gerade beginnende Magen-Darm-Infektion, mehr im Sommer nach Besuch des Baggersees	Antimonium crud.	136
Wenn eine Warmfront kommt	Bryonia	69

Verstopfung

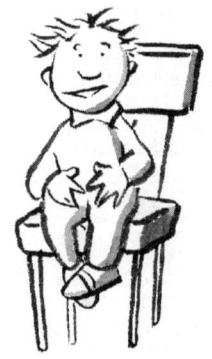

Bei der Verstopfung handelt es sich um eine Beschwerde, die viele Väter hat. So gilt es hier um so mehr: Das ganze Kind beachten! Bleibt der Stuhlgang eines ungestillten Kindes länger als 4 Tage aus oder kommen Bauchschmerzen oder Erbrechen hinzu, müssen Sie unverzüglich einen Arzt aufsuchen. Denn da kann ein Darmverschluß dahinterstecken!

Für die normale Verstopfung habe ich

Ihnen unten einige häufige Mittel angeführt. Diese Mittel sind teilweise auch Durchfallmittel, aber Sie wissen ja bereits: Wir behandeln immer den gestörten Hintergrund (s. S. 24).

Übersicht Verstopfung

Beachten Sie das ganze Arzneimittelbild! Sonst kein Erfolg!

Einige Symptome	Heilmittel	Seite
Afterrisse, Schmerzen auch nach weichem Stuhl	Acidum nitr.	155
Abwechselnd mit Durchfall; Stuhl hart und weich	Antimonium	136
Nach Zorn, durstlos, Wärme verschlimmert	Apis	97
Unruhig, matt, schwitzt, Wärme tut gut	Arsenicum	99
Trocken-rissig, Stuhl hart, reizbar, Durst	Bryonia	69
Gesichtsschweiß; langsam-genaues Kind; friert	Calcium	104
Schwergehender Stuhl, oft erfolglos	Causticum	70
Bei freudiger Erregung, vor oder nach Fest	Coffea	109
Klumpig-knotiger Stuhl, auch unverdaut	Graphites	73
Stuhl schwergehend, weich; saurer Durchfall	Hepar sulf.	152
Ungenügende Stuhlentleerung	Kalium carb.	112
Vergeblicher Drang; überfordert sich selbst	Lachesis	113
Enddarm verkrampft, Thermometer löst	Lycopodium	75
Vergeblicher Drang, Krämpfe, nachts schlimmer	Mercurius	114
Drang vergeblich, trockener Schafkot, tut weh	Natrium chl.	77
Anhaltender Drang, Darm arbeitet hin und her	Nux vomica	80
Mit Schleim in weißen Klumpen, Enddarm träge	Phosphorus	116
Vergeblicher Drang; wie: Darm zieht hinunter	Sepia	144
Vergeblicher Drang, kalte Schweißfüße	Silicea	84
Mager, aber dicker Bauch; nach Demütigung	Staphisag.	86
Vergeblicher Drang; hat Angst vor großem Stuhl	Sulfur	88
Verstopfung mit schrecklicher Angst	Tarantula	180
Vergeblicher Drang, Stuhl groß, hart	Thuja	91
Zu schwach für Stuhlgang, Zahnung, Unruhe	Zincum met.	134

Sie müssen bei Medikamenten, die Sie für langdauernd träge Verstopfung suchen, auch Trägheit in der Wirkung erwarten (s. S. 43 ff.), anders als bei einer einmaligen, akuten Verstopfung. Daher wiederholen Sie sie nicht zu schnell! Geben Sie ein einziges Mal ein Globulus C30 und wiederholen Sie dies nicht! Warten Sie ab! Fragen Sie sonst Ihren homöopathischen Arzt.

Tarantula hispanica (Tarantel, Wolfsspinne)

Leitsymptome:
- Mehr für Jugendliche, aber auch für das «schwierige Kind»
- Sehr empfindlich auf äußere Eindrücke, v. a. Farben, Musik; erregbar durch Musik, aber auch beruhigbar
- Schweigsam, reizbar
- Hastig, unstet
- Zerstört unerwartet, blitzschnell und heimtückisch
- Hysterische Aggressionsattacken
- Muß ständig Hände beschäftigen
- Muß sich immerfort bewegen, obwohl Gehen alles verschlimmert
- Plötzliche heftige Bewegungen, Zucken und Rucken
- Besser durch Rollen von einer auf die andere Seite
- Jucken, Brennen der Haut, wie von kriechenden Insekten
- Abszesse um den Fingernagel, bläulich, brennt sehr schmerzhaft
- Verlangen nach kalten Getränken, will Sand essen
- Verstopfung mit schrecklicher Angst
- Juckt sich ständig am Genitale, großer Sexualdrang

Die bildhafte Als-ob-Idee: Dieser junge Mensch ist wie von der Tarantel gestochen, aufgedreht, schlaflos, ruckt und zuckt, vor allem bei Musik, die ihn «aufgeilt» und auch «abtörnt». Hastig trinkt er eine Cola nach der anderen, während seine Hände immer an etwas herummachen. Hin und wieder «rastet er total aus und flippt herum»!

Leider häufen sich diese Symptome bei Jugendlichen enorm, ganz unabhängig von Drogen. Rausch, und sei es nur Musikrausch, ist «in». Auch im leichter ausgeprägten Zustand wende ich Tarantula mit Erfolg vor allem in der männlichen Pubertät an, wenn die Leitsymptome eindeutig stimmen (nicht etwa bei jedem Disco-Freak, bitte!). Verstehen Sie hier die Angst, wenn es zu einer Verstopfung kommt, zu einem Stehenbleiben? Führen Sie sich vor Augen – Rausch ist rasende Flucht aus dem Hier und Heute! Und Tarantula ist ein Mittel für Zwänge. Da hat jemand das Gefühl, von einer Tarantel gebissen worden zu sein.

PS: Tarantula gebe ich gern als Tarantula hispanica LM30 Dr. Zinsser, Tübingen, in Tropfen, nur 1 Tropfen und tagelang warten, nicht beliebig wiederholen ohne Rücksprache mit dem Arzt!

Die Mitte schmerzt – Bauchschmerzen und Blähbauch

Dreimonatskolik

Ein gefürchteter Bauchschmerz ist die Dreimonatskolik der Säuglinge. Zunächst muß ein Arzt eine andere, schwere Krankheit ausschließen. Natürlich kann ich Ihnen auch hier kein Patentmittel für jeden Fall anbieten, denn auch hier muß das Mittel auf das ganze Kind passen.

Übersicht Dreimonatskolik

Beachten Sie das ganze Arzneimittelbild! Sonst kein Erfolg!

Einige Symptome	Heilmittel	Seite
Besser gekrümmt und auf dem Bauch, Bewegen schlimm	Colocynthis	182
Wälzt sich, unausstehlich, weniger Krümmen	Chamomilla	105
Besser durch Überstreckung und Bewegung	Dioscorea	183
Besser durch heiße Umschläge und Druck	Magn. phos.	183
Besser nur beim Tragen über die Schulter	Stannum met.	184
Nichts hilft, Koliken kommen immer wieder	Staphisagria	86

Colocynthis (Koloquinte)

Leitsymptome:

– Schlimmste Koliken, mehr im Nabelbereich, nehmen wellen-
  förmig in Anfällen zu
– Besser durch Zusammenkrümmen, krümmt sich ruhelos
  zusammen
– Besser in Bauchlage
– Anfangs besser durch Druck auf Bauch
– Schlimmer nach Bewegung, jedem Positionswechsel
– Schlimmer nach Trinken
– Folgen von Zorn
– Verzerrtes Gesicht

Die bildhafte Als-ob-Idee und Stichwort: Zornig-verbittert-verzerrt-
verkrampft-zusammengekrümmt

Chamomilla (s. S. 105)

Chamomilla paßt auch oft bei der Dreimonatskolik, wobei sich das Kind nicht so krümmt wie bei Colocynthis, sondern eher hin und wälzt und ein dickes, aufgetriebenes Bäuchlein hat.

Magnesium phosphoricum (Magnesiumphosphat)

Leitsymptome:
– Colocynthis und Chamomilla helfen nicht, Wärme lindert
– Koliken mit vielfältigem Schmerzcharakter, nicht brennend
– Besser durch heiße Umschläge
– Besser durch Druck
– Schlechter durch Kälte, Unterkühlung
– Schlechter zuweilen in Rückenlage
– Aufstoßen bessert nicht
– Schmerz wechselt die Stelle

Die bildhafte Als-ob-Idee und Stichwort: Nervöse Übererregbarkeit reagiert auf Kälte mit Kolik

Dioscorea villosa (Yamswurzel)

Leitsymptome:
– Kind meidet das Krümmen, überstreckt sich nach hinten, weil Schmerzen schlimmer durch Vorbeugen, besser durch Strecken
– Kind will getragen werden, besser in Bewegung
– Heftiger Bauchschmerz, vom Nabel in alle Richtungen
– Schlimmer zuweilen im Liegen
– Bezeichnet Dinge mit falschem Namen

Die bildhafte Als-ob-Idee und Stichwort: Kolik mit Überstreckung und in Bewegung

Staphisagria (s. S. 86)

Passen oder helfen die genannten Mittel nicht, bedenken Sie die
Gabe von Staphisagria, vor allem bei häufig sich wiederholenden
Koliken und dem Arzeimittelbild von Staphisagria.

Stannum (s. S. 184)

Stannum ist ein gutes Mittel, wenn das Kind nur mit dem Bauch
über die Schulter getragen Linderung erfährt.

Bauchschmerzen älterer Kinder

Ältere Kinder leiden häufig und aus vielerlei Gründen an Bauchschmerzen, weshalb eine große Zahl homöopathischer Heilmittel
in Frage kommt. So kann ich Ihnen hier nur die häufigsten vorstellen. Aber Vorsicht! Hinter einem Bauchweh kann sich eine
schwere Krankheit, etwa eine Blinddarmentzündung, verbergen;
auch eine Angina macht beim Kind nicht selten Bauchbeschwer-
den. Also zunächst den Arzt befragen!

Übersicht Bauchschmerzen von Kleinkindern und älteren Kindern

Beachten Sie das ganze Arzneimittelbild! Sonst kein Erfolg!

Einige Symptome	Heilmittel	Seite
Mehr nachts und nach Stuhlgang, nach Milch-Trinken; Lösung der Kleidung bessert	Acidum nitr.	155
Bei Fieber, Hitze, nach sauren Speisen und Essig, nach Kalt-Baden	Antimonium crud.	136

Mehr nach Süßigkeiten, um Mitternacht, vor Ereignissen	Argentum nitr.	98
Mehr um Mitternacht bei Fieber, nach verdorbenen Speisen, Obst, Eis; warme Getränke und Umschläge bessern; riesiger Durst, doch nur kleine Schlucke möglich; Stuhl übelriechend	Arsenicum alb.	99
Mehr durch enge Kleidung, Erschütterung, Bewegung, Druck, verdorbene Wurst; Bauchlage, Rückwärtsbeugen bessert	Belladonna	101
Mehr bei Stuhlgang und Bewegung, nach warmen Speisen, Sauerkraut, Hülsenfrüchten, Obst, Brot; Fasten, Druck und Ruhe bessern; unstillbar durstig, trinkt große Schlucke	Bryonia	69
Mehr nachts, nach Salat, Milch, trockener Nahrung, durch Rückwärtsbeugen; besser durch Reiben, Lösung der Kleidung	Calcium carb.	104
Mehr nach kalten Getränken; Reiben bessert; Stuhl schmerzt brennend, stinkt nicht; Krämpfe im After, mehr beim Urinieren; Bauch aufgetrieben	Cantharis	185
Mehr bei Fieber, abends, nach fettem, schwerem Essen; Brennen und Blähungen im Oberbauch; rumpelt im Bauch, bis Blähung abgeht; Stuhl übelriechend	Carbo veg.	130
Wärme, Fasten und Rückwärtsbeugen bessern; zorniges, provokatives Kleinkind	Chamomilla	105
Mehr bei Bewegung, Berührung, Druck; warme Milch, Wärme und Rückwärtsbeugen bessern	Chelidonium	185
Mehr bei fieberndem Frösteln, vor, nicht bei Blähungsabgang, nach Milch, Tee, bei leichter Berührung, aber fester Druck bessert, Fasten bessert; ganzer Bauch aufgebläht, Rumpeln im Bauch	China	106

Einige Symptome	Heilmittel	Seite
Nach Obstessen, Trinken, vor allem, wenn überhitzt; mehr bei fieberndem Frösteln; Folgen von Ärger; krümmt sich zusammen, zieht Beine an; Stuhlgang bessert	Colocynthis	182
Nicht nachlassende, schneidende Krämpfe	Cuprum	72
Schmerz springt plötzlich auf entfernte Körperteile	Dioscorea vill.	183
Mehr in feuchter Kälte und vor Durchfall, durch kalte Speisen; heftiger Durst vor allem nach kaltem Wasser	Dulcamara	186
Mehr nach dem Essen; Stuhl übelriechend	Graphites	73
Mehr bei Bewegung, nach Kalbfleisch-Essen; würgendes Erbrechen, aber ohne Linderung	Ipecacuanha	74
Plötzlich stechend, wechselt Ort, mehr von 2 bis 4 Uhr nachts	Kalium carb.	112
Mehr durch enge Kleidung, beim Erwachen, durch Wärme, durch warme und kalte Speisen; Rückwärtsbeugen und Lösung der Kleidung bessern; Stuhl kann sehr stinken	Lachesis	113
Mehr 16 bis 20 Uhr, durch kalte Speisen, Kohl, Karotten; kühle Luft und Lösung der Kleidung bessern; Rumpeln bei Blähungen vor allem im Unterbauch	Lycopodium	75
Mehr nach dem Mittagessen, Wärme bessert	Magnesium phos.	183
Mehr nachts, mehr bei Schweiß, krampfartig, oft Mundgeruch	Mercurius sol.	114
Mehr bei feuchtem Wetter, nach Gemüse- oder Obst-Essen, Teigwaren; Abneigung gegen Brot und Fleisch; Blähungen nach dem Essen; rumpelt im Bauch, bis Blähung abgeht	Natrium sulf.	186

Darmpilz

Wenn ein Darmpilz das Kind belastet, schlagen Sie bitte zuerst bei den Mitteln Argentum nitricum (s. S. 98), Arsenicum album (s. S. 99), Borax (s. S. 102) und Lycopodium (s. S. 75) nach, ansonsten bei den Mitteln für Bauchschmerzen (s. S. 184). Aus homöopathischer Sicht ist nicht der Pilz, sondern das Kind mit der Schwäche gegenüber dem Pilz das Problem, daher wird bei jedem Kind ein ganz anderes Mittel das Problem lösen können, immer entsprechend Leitsymptomen und Idee.

Das Bett ist naß – Harnwegskrankheiten

Harnblasenentzündungen gehören in die Hand des homöopathischen Arztes.

Zum Einnässen will ich Ihnen einige Tips geben. Bitte beachten Sie, daß hier das richtige Heilmittel selbst für den Arzt manchmal recht mühsam herauszuarbeiten ist. Es handelt sich schließlich um einen tief unbewußten Prozeß; um so eigen-artiger (S. 21) und wichtiger werden damit die Leitsymptome.

Übersicht Einnässen

Beachten Sie das ganze Arzneimittelbild! Sonst kein Erfolg!

Einige Symptome	Heilmittel	Seite
Bei schwächlichen Kindern	China	106
Im ersten Schlaf	Causticum	70
Im ersten Schlaf	Sepia	144
Im ersten Schlaf, ist fast nicht erweckbar	Kreosotum	140
Krampfartig	Gelsemium	123
Krampfartig	Nux vomica	80

Sonst wirklich kein Leitsymptom	Equisetum	189
Träumt dabei vom Urinieren	Kreosotum	140
Träumt dabei vom Urinieren	Sepia	144
seltener:	Lycopodium	75
Träumt dabei vom Urinieren	Sulfur	88
Bei den Leitsymptomen von Arnica	Arnica	121

Equisetum hiemale (Ackerschachtelhalm)

Leitsymptome:
- Nächtliches Einnässen ohne irgendwelche sonstigen Beschwerden
- Harnblasenschmerzen wie wund

Die bildhafte Als-ob-Idee und Stichwort: Einnässen ohne sonstige faßbare Beschwerde

Wenn keines der Mittel paßt, schauen Sie nach bei Apis (s. S. 97), Arsenicum album (s. S. 99), Belladonna (s. S. 101), Graphites (s. S. 73), Magnesium phosphoricum (s. S. 183), Natrium chloratum (s. S. 77), Acidum nitricum (s. S. 155), Pulsatilla (s. S. 83), Rhus toxicodendron (s. S. 117), Silicea (s. S. 84); all diese Mittel und noch weit mehr sind bekannt dafür, daß sie Einnässen beheben können. Sie müssen nur unbedingt insgesamt passen, von den Leitsypmtomen des ganzen Kindes (!) her wie von der Idee.

Es fließt – Krankheiten der Geschlechtsorgane

Phimose

Die Phimose muß keineswegs gleich operiert werden. Sie läßt sich in der Regel durchaus homöopathisch beeinflussen. Ich nenne Ihnen hier zwei Heilmittel, Acidum nitricum (s. S. 155) und Mercurius solubilis (s. S. 114), die am wahrscheinlichsten passen. Vergleichen Sie deren Leitsymptome und Idee sorgfältig mit dem, was Sie von Ihrem Kind wissen; ich habe vor allem mit Acidum nitricum schon erstaunliche Erfolge innerhalb von Wochen gesehen. Wenn die Daten dieser Mittel nicht mit den Problemen Ihres Kindes übereinstimmen, suchen Sie Ihren homöopathischen Arzt auf.

Ausfluß

Beim Ausfluß eines kleinen Mädchens sollten Sie zunächst behutsam versuchen herauszufinden, ob es Opfer eines sexuellen Mißbrauches geworden ist. Haben Sie den Mut, es geht um den Schutz der Seele Ihres Kindes! Bei begründetem Verdacht fragen Sie schrittweise weiter, und lassen Sie sich von Fachleuten beraten! Sie können dann auch einen homöopathischen Arzt hinzuziehen, denn homöopathische Heilmittel wirken bis tief in die Seele.

Fast immer aber ist der Auslöser ein Infekt. Wie bei allen anderen Infekten versuche ich auch hier, nicht die Schlacht gegen Bakterien oder Pilze zu eröffnen, sondern das Mädchen zu heilen.

Übersicht Ausfluß kleiner Mädchen

Beachten Sie das ganze Arzneimittelbild! Sonst kein Erfolg!

Einige Symptome	Heilmittel	Seite
Ausfluß wundmachend, weiß	Borax	102
Ausfluß wundmachend, eher grünlich	Mercurius sol.	114
Brennend, wundmachend, dünn, milchig	Pulsatilla	83
Brennend, eher übelriechend, reichlich	Sepia	144

Die Haut schlägt aus – Hautkrankheiten

Die Haut ist ohne Zweifel eine Domäne der Homöopathie. Im Gegensatz zu der Zeit, in der ich noch chemisch behandelte, stehen mir nun Hunderte verschiedener Heilmittel zur Verfügung. Neurodermitis, Allergien, Akne, Kinder mit irgendwelchen Ausschlägen gehören deshalb in die Hand des homöopathischen Arztes. Hören Sie auf mit dem Weg-Schmieren und -Cremen, wenn Sie es gut mit Ihrem Kind meinen!

Denn oft sind solche Hautausschläge Aus-schläge! Das Kind schlägt mit der Haut aus und sagt so etwas über ein Problem, das es nicht in Worte fassen, geschweige denn verwirklichen kann. Daraus entsteht dann eine unbewußte Kommunikation, die oft innerhalb der Familie läuft. Wenn ein Kind zum Beispiel eine Neurodermitis entwickelt, die auf Arsenicum album (s. S. 99) ausheilt, dürften ängstliche Perfektionszwänge mit einer Furcht vor dem Chaos und dem Entgleisen hinter dem Ausschlag stehen. Meist bringt das Kind diese innere Auseinandersetzung mit ins Leben wie ein Programm und ist ihr zunächst hilflos ausgeliefert, unabhängig von dem Bemühen der Eltern. Aus solchen Erwägungen heraus ist es besser, diese Krankheiten von einem homöopathischen Arzt behandeln zu lassen, weil jeder, auch ich, bei seinen eigenen Kindern eher eine gefärbte Brille trägt. Und außerdem bedarf es immenser Erfahrung in dieser Sache.

Ich weise Sie dennoch auf einige häufige Heilmittel hin, da es leider noch nicht überall für jedermann erreichbare homöopathische Ärzte gibt. Ehe Sie damit anfangen, zu schmieren und zu cremen, und nur dann, bitte, schauen Sie bei folgenden Mitteln nach. Aber Sie müssen den ersten Teil des Buches wirklich gelesen haben, damit Sie wissen, was Sie tun! Und salben Sie nur, wenn es wirklich sein muß, um die Haut erträglich feucht zu halten. Nehmen Sie dann Pflegesalben, die sie am besten immer wechseln, weil Sie so am wenigsten negative Reaktionen hervorrufen werden.

Übersicht Neurodermitis

Beachten Sie das ganze Arzneimittelbild! Sonst kein Erfolg!

Einige Symptome	Heilmittel	Seite
Ausschläge trocken, brennend, mehr in Wärme	Arsenicum	99
Mehr bei feuchtem Wetter, kälteempfindlich	Barium carb.	129
Trockene Ausschläge, mehr Gesicht, Brust; kalt	Calcium carb.	104
Psychisch schlechter, wenn Ausschlag gesalbt	Causticum	70
Süß-süchtig, geistig weiter als körperlich	Lycopodium	75
Jucken mehr nachts, vor allem bei Schweiß	Mercurius	114
Trocken, Grießkörner außen an Oberarmen	Natrium chlor.	77
Rissig, Mund, Genitale, Ohren; Winter schlimmer	Petroleum	81
Kleine Bläschen, auch eitrig; Kratzen schlimmer	Rhus tox	117
Eher runde Ausschläge, Milch verschlimmert	Sepia	144
Furunkel, übelriechender Eiter, auch stechend	Silicea	84
Übelriechend, Wärme schlimmer, Vorsicht!	Sulfur	88

Vorsicht! Vor allem Sulfur, auch Natrium chloratum und Petroleum können zunächst extrem verschlimmern; Sie sollten diese nur geben, wenn während eines Schubes die Haut soeben deutlich schlimmer wird und sie sich des Mittels ganz sicher sind. Sie sehen, hier ist die Grundschule der Homöopathie längst zu Ende, und ich rate Ihnen im Interesse Ihres Kindes: Überfordern Sie sich nicht! Gehen Sie zum Fachmann.

Warzen

Bei der Haut gibt es glücklicherweise auch leichtere Krankheiten, die Sie selber behandeln können. Die Warzen werden unseren Kindern leider immer noch allzu oft herausgeschnitten und kommen dann häufig wieder, obwohl sie in aller Regel homöopathisch heilbar sind.

Übersicht Warzen

Beachten Sie das ganze Arzneimittelbild! Sonst kein Erfolg!

Einige Symptome	Heilmittel	Seite
Bluten beim Waschen, von dünner Haut überzogen, gezackt, hornig und weich, juckt, sticht, näßt	Acidum nitr.	155
Glatt, an Fußsohle und um Mund	Antimonium crud.	136
Können hohl werden, hornig, rot	Calcium carb.	104
Bluten leicht, können eitern, flach, hart	Causticum	70
Flach glatt	Dulcamara	186
Rund, braun gezackt, hart, hornig, juckt	Sepia	144
Können eitern	Silicea	84
Tun weh beim Berühren	Staphisagria	86
Hart, hornig	Sulfur	88
Bluten leicht, braun oder rot, auch flach, gezähnt, gezackt, vereinzelt, nässend, riechend nach altem Käse, stechend	Thuja	91

Wie Sie sehen, reicht die Beschreibung der Warzen allein nicht aus, um sicher ein Mittel zu finden. Ziehen Sie noch die anderen Leitsymptome und die Idee von Mittel und Kind hinzu!

Windeldermatitis

Schließlich noch ein Wort zur Windeldermatitis. Wenn Sie diese Entzündung der Haut wegcremen, verdrängen Sie sie. Das ist leider so, auch wenn es anders leichter wäre. So müssen auch hier alle Symptome berücksichtigt werden. Schauen Sie sich Calcium carbonicum (s. S. 104) und jene Mittel an, die ich für den Darmpilz (s. S. 188) empfehle. Berücksichtigen Sie wirklich alle Beschwerden des Kindes, denn nirgendwo kann man solche Fehler machen wie bei der Behandlung der Haut.

Teil 3:
Was Sie noch wissen sollten

Verletzungen und andere kleine Notfälle

In diesem Kapitel stelle ich Ihnen Mittel für Notfallsituationen vor. Im akuten Notfall entfällt die große Befragung, das gesuchte Mittel soll nur die akute Situation rasch beheben. Natürlich ist es von großem Vorteil, wenn sie das Mittelbild kennen oder nachschlagen; doch ist das im Notfall nicht immer möglich, und dafür sind die folgenden Tips gedacht. Ich beschreibe Ihnen daher auch nicht die Ihnen noch unbekannten Mittelbilder. Sie werden damit auch keine großen homöopathischen Heilungen vollbringen, sondern meist nur momentane Linderungen. Wenn der Notfall vorüber ist, muß die eigentliche homöopathische Behandlung des tieferen Hintergrundes zum Zuge kommen, um eine Wiederholung des Notfalles auszuschließen.

Ich gehe hier ausdrücklich nur auf den homöopathischen Teil der Behandlung ein und nicht auf andere Notfallmaßnahmen. Geben Sie die Notfallmittel am besten in der D12 oder C6, wenn Sie die Als-ob-Idee nicht kennen. Ist Ihnen das Mittel vertraut, können Sie ruhig auch die D30 oder C30 geben. Notfalls geben Sie einfach die Potenz, die Sie zur Hand haben.

Geben Sie bei Bedarf erstmal alle 10 Minuten 1 Globulus oder 1 Tropfen, auch verkleppert (s. S. 44), bis der Spuk vorüber ist.

Übersicht Verletzungen und kleine Notfälle
Beachten Sie das ganze Arzneimittelbild! Sonst kein Erfolg!

Verletzung	Einige Symptome	Heilmittel	Seite
Jede Art von Verletzung		Verletzungs- mittel Nr. 1 Arnica	121
Nasenbluten		Ferrum metallicum	196

Kleine Wunden	bluten stark, pochen; ruhelos, matt,	Kreosotum	140
	Redefluß, Wärme ver- schlimmert, blaß,	Lachesis	113
	Mitfühlend, dünnhäutig	Phosphorus	116
Wundschmerz, Quetschung	Allgemein	Arnica	121
	Mit heftigem, unerträgli- chem Schmerz	Bellis perennis	197
Muskelprellung, Muskelriß, Weichteil- risse		Calendula	197
Nervenverletzung	auch nach Operation	Hypericum	197
Knochenbruch	Zuerst	Symphytum	197
	Bei Knochenheilungs- störung	Calcium phos.	139
Stichverletzung	Mit bläßlicher Schwellung	Apis	97
	sonst	Staphisagria	86
Fremdkörper, Splitter, Sprieß		Silicea	84
Glatte Schnittwunde	auch Operation	Staphisagria	86
Schmerzhafte blaue Flecken	Generell	Arnica	121
	Sonst	Acidum sulfuricum	157
Verrenkung	Schlechter durch feuchte Umschläge	Rhus toxico- dendron	117
	Bei deutlichem Bluterguß zunächst (wenn besser durch feuchte Umschläge)	Arnica	121
Schädelprellung	Zuerst	Arnica	121
	Dabei Gehirn- und Nervenverletzungen (z. B. Gehirnerschütte- rung)	Hypericum	197

Verletzung	Einige Symptome	Heilmittel	Seite
Kreislaufkollaps		Veratrum album	198
Insektenstich	Stelle kalt, aber mag dort keine Wärme	Ledum	198
Bienenallergie	Achtung, chemisches Mittel wie von Ärztin / Arzt vorgeschrieben anwenden!	Acidum carbolicum	198
Sonnenstich	Kopf rot-heiß, Rest kalt, schwitzt, pulsierender Kopfschmerz	Belladonna	101
	Pulsieren von Brust zu Kopf, sonst wie Belladonna	Glonoinum	198
	Berührung verschlimmert, Gesicht bläßlich aufgedunsen	Apis	97
Seekrankheit	Allgemein	Cocculus	198
	Sonst («Petroleum glättet die Wogen»)	Petroleum	81
Verbrennung	Erstes Mittel, wenn brennend, vor allem bei großen Blasen	Cantharis	185
	Kleine Blasen, eitern später	Rhus toxicodendron	117
	Rot und klopfend	Belladonna	101
	Dunkelrot, berührungsempfindlich	Arnica	121
Narkosefolgen		Nux vomica	80
Akute Harnblasenschmerzen	brennend	Cantharis	185
	Von kalten Füßen, weinerlich	Pulsatilla	83

Die homöopathische Reiseapotheke

Was nehmen Sie am besten mit auf eine Reise? Zunächst einmal jene Mittel, die Sie für Ihre Kinder in der letzten Zeit gebraucht und die auch etwas genützt haben. Und vergessen Sie nicht dieses Buch, sonst wissen Sie nicht, wie Sie im Bedarfsfall vorgehen können.

Sinnvoll ist außerdem das Anlegen einer richtigen Reiseapotheke, auch für das Wochenende, an dem Ihr Apotheker auf Reisen ist. Weiche Etuis mit kleinen Röhrchen für die Globuli haben sich am besten bewährt. Nehmen Sie keinesfalls (!) eines der Angebote, in denen Sie die Mittel als D6 oder D12 bereits vorfinden! Diese Potenzen sind – außer bei wenigen Notfallmitteln (s. S. 196) – eindeutig zu niedrig und zu wenig wirksam. Das merken Sie sofort, wenn Sie dagegen die Potenzen D30 oder C30 in exakter Vorgehensweise mit Leitsymptomen usw. einsetzen. Ich sehe immer wieder bei meinen Patienten, daß sie nachträglich umrüsten. Ersparen Sie sich das, nehmen Sie gleich die D30 oder C30!

Welche Heilmittel packen Sie denn nun ein? Für den plötzlich auftretenden, heftigen Infekt auf jeden Fall Aconitum, Apis und Belladonna sowie für Verletzungen Arnica. Aber machen Sie auch auf Reisen keine Schmalspurhomöopathie, denn Ihr Urlaub soll doch gelingen! So habe ich Ihnen eine Liste erstellt, die Sie beliebig erweitern oder auch kürzen können – im Urlaub machen nur Sie die Homöopathie. Sie kennen Ihre Kinder und wissen am ehesten, was sie im Urlaub ausbrüten könnten. Und vielleicht gibt es ja an Ihrem Urlaubsort auch einen homöopathischen Arzt oder eine Ärztin? Ich wünsche Ihnen, daß sie das Urlaubsset ungebraucht wieder mit nach Hause bringen können.

Liste der für das Urlaubs-Etui empfohlenen Heilmittel

Immer in D30 oder C30, falls ich nicht D12 angegeben habe!

Aconitum	120	Graphites	73
Acidum carbolicum D12	198	Hepar sulfuris	152
Acidum nitricum	155	Hyoscyamus	109
Acidum sulfuricum D12	157	Hypericum D12	197
Allium cepa	131	Ignatia	110
Antimonium crudum	136	Ipecacuanha	74
Apis	97	Jodum	169
Argentum nitricum	98	Kalium bichromicum	143
Arnica	121	Kalium carbonicum	112
Arsenicum album	99	Kalium sulfuricum	133
Barium carbonicum	129	Kreosotum	140
Belladonna	101	Lachesis	113
Bellis perennis D12	197	Ledum D12	198
Borax	102	Lycopodium	75
Bryonia	69	Magnesium phos.	183
Calcium carbonicum	104	Mercurius sol.	114
Calcium phosphoricum	139	Natrium chloratum	77
Calendula D12	197	Nux vomica	80
Cantharis D12	185	Petroleum	81
Carbo vegetabilis	130	Phosphorus	116
Capsicum	158	Phytolacca	153
Causticum	70	Podophyllum	154
Chamomilla	105	Pulsatilla	83
China	106	Rhus Toxicodendron	117
Cina	107	Rumex crispus	170
Coccus cacti	132	Sambucus nigra	146
Coffea	109	Sepia	144
Colocynthis	182	Silicea	84
Cuprum	72	Spongia	172
Dioscorea villosa	183	Staphisagria	86
Drosera	126	Sticta pulmonaria	128
Euphrasia	127	Symphytum D12	197
Ferrum metallicum D12	196	Tarantula	180
Ferrum phosphoricum	123	Thuja	91
Gelsemium	123	Veratrum album D12	198
Glonoinum D12	198	Zincum metallicum	134

Wir suchen einen homöopathischen Arzt

Immer wieder taucht die Frage auf, wie man homöopathische Ärzte findet. Dies ist nicht schwierig, da die Homöopathie eine offiziell anerkannte Richtung der Medizin ist. Ein homöopathischer Arzt absolviert heute nach der vollständigen Ausbildung zum Arzt nochmals weitere drei Jahre Ausbildung in der Homöopathie. Nur dann erhält er von der Ärztekammer die Bezeichnung «Arzt – Homöopathie». Nur bei Ärzten mit diesem Titel auf dem Schild können Sie sicher sein, daß sie in klassischer Homöopathie ausgebildet sind. Verwechseln Sie die Bezeichnung nicht mit dem Titel «Naturheilverfahren», der diese Ausbildung in der Homöopathie nicht garantiert.

Beachten Sie bitte, daß in Deutschland auch Heilpraktiker Homöopathen genannt werden, obwohl diese keinesfalls notwendigerweise Homöopathie machen. Das kann zu Verwechslungen führen. Ich behaupte nicht, daß alle Heilpraktiker generell keine klassische oder eine schlechte Homöopathie machten; sie haben allerdings nicht die Ausbildung zum Homöopatischen Arzt.

Um die Adresse eines homöopathischen Arztes in Ihrer Nähe zu erfahren, können Sie bei der zuständigen Ärztekammer anrufen. Sie finden sie im Telefonbuch auch unter «L» als Landesärztekammer oder «B» als Bezirksärztekammer. Fragen Sie nach *Ärzten mit der Zusatzbezeichnung «Homöopathie»*.

Warum ich Ihnen das so eingehend erläutere?

Weil Sie allein nicht immer zurechtkommen werden, dafür ist die Materie zu komplex, wie Sie sicher bemerkt haben. Homöopathie ist ärztliche Kunst (vgl. S. 58) und bedarf des unentwegten Lernens und Erfahrens und Lernens und Erfahrens. Deshalb ist es gut, wenn Sie einen vertrauten Arzt dieser Richtung zu Rate ziehen können.

Außerdem entstehen immer wieder Verunsicherungen, wenn Sie irgendwo vielleicht drei oder fünf homöopathische Mittel gleichzeitig erhalten, vielleicht gar eine fertige Kombination mit manchmal fünfzehn (!) Mitteln, oder auch ein Antibiotikum kombiniert mit einer allzu häufigen Hochpotenzgabe in C30! Oder jemand will Ihnen Ihr Amalgam «ausleiten» mit einem für alle Patienten gleichen Mittel, anstatt Ihnen das für Sie individuell nach Ihren Leitsymptomen passende homöopathische Mittel zu suchen, das Simile (s. S. 29), das dies ohne Verdrängung tut. Dann gibt Ihnen jemand Homöopathie, der die Hohe Schule nicht anwendet, vielleicht auch, weil er sie nicht beherrscht. Sie werden das jedenfalls nach der Lektüre dieses Buches rasch feststellen und die Konsequenzen ziehen können, selbst wenn auf dem Türschild «Homöopathie» gestanden haben sollte. Wer einmal die Erfahrung gemacht hat, wie tief und umwälzend das homöopathisch ähnlichste Mittel allein wirkt, nach den Regeln der Kunst gesucht und ein einziges Mal gegeben, den läßt das kaum mehr los.

Wenn Sie nun die richtige Adresse herausgefunden und einen Termin erhalten haben, ist es gut, wenn Sie sich ein bißchen vorbereiten. Gehen Sie in Gedanken durch, was Ihnen an Ihrem Kind auffiel, und notieren Sie es. Sie werden es sonst kaum spontan erzählen können. Sie wissen jetzt, daß jede Kleinigkeit den entscheidenden Hinweis für das richtige Mittel Ihres Kindes geben kann. Ich selbst lege mir dazu für meine Kinder meist einen Zettel mit Stift auf irgendeinen Schrank, und wenn mir etwas an meinem kranken Kind auffällt, notiere ich es gleich. Ich staune selbst immer wieder, was da so in ein paar Tagen zusammenkommt.

Noch eines sollten Sie bei allen chronischen Krankheiten aufbringen – Geduld. Seien Sie bei den akuten Erkrankungen hingegen nicht zu geduldig; Homöopathie ist keineswegs langsam, und ist sie doch im akuten Fall einmal sehr langsam, liegt das meist daran, daß das Mittel falsch gewählt war. Rufen Sie Ihren Arzt ohne Hemmungen an. Manches wird er verstehen und Ihnen erklären können, was Sie vielleicht zunächst verunsichert. Die homöopathischen Ärzte wiederum brauchen die Eltern als diejenigen, die wertvolle Informationen über das kranke Kind mitbringen. Dadurch entsteht eine sehr harmonische Teamarbeit, die beiden Seiten viel Freude macht und als Frucht wesentlich dazu beiträgt, kranke Kinder homöopathisch zu heilen.

Literaturhinweis

Weitere Bücher von Walter Köster

«Spiegelungen zwischen Körper und Seele», Karl F. Haug Verlag,
   Heidelberg, 1993
   Wollen Sie wissen, warum gerade Ihr Kind an Asthma leidet
   oder warum es sich mit seiner Allergie herumquält? Den subti-
   len Hintergründen von Krankheiten geht der Autor hier in
   leicht verständlicher Sprache nach, von Organ zu Organ wan-
   dernd. Körperliche und seelische Vorgänge gehen dabei
   fließend ineinander über, eines spiegelt sich in der Funktion des
   anderen. Schritt für Schritt entwickelt der Leser ein Ohr für die
   Sprache der Krankheiten.

«Hahnemann und C. G. Jung – ein Denkmodell der Homöopathie», Karl F. Haug Verlag Heidelberg, 1992
   An zahlreichen Schemata, einfach und verständlich dargelegt,
   erläutert der Autor das Denken und Vorgehen der Homöopathie in populärwissenschaftlicher Weise. Ein wichtiges Buch für
   alle, die Homöopathie verstehen wollen.

Weiterführende Literatur

Hahnemann, Samuel, Organon der Heilkunst, Karl F. Haug Verlag, 6. Auflage, Heidelberg 1987
   Die «Bibel» der Homöopathie, in der ihr Entdecker deren
   Grundsätze entwickelt. Trotz seines Alters ist dieses Buch un-
   übertroffen in seiner Gründlichkeit und Prägnanz, Fakten auf
   Fakten darstellend aus einer lebenslangen Erfahrung und Entwicklung der Homöopathie.

Kent, James T., Kent's Repertorium, Haug Verlag Heidelberg, 13. Auflage, 1993
Das Standardnachschlagewerk, das zahlreichen Einzelbeschwerden passende Arzneimittel zuordnet.

Tyler, Margaret L., Homöopathische Arzneimittelbilder, Burgdorf Verlag Göttingen, 1993
Eine gekonnte Sammlung der einzelnen Heilmittelbilder aus den renommiertesten Quellen wie Kent und Nash, vor allem aber aus der Hand des exakten Beobachters Samuel Hahnemann. Sehr gut verständlich, ersetzt eine ganze Bücherreihe! Sehr zu empfehlen für jeden, der über die einzelnen homöopathischen Heilmittel mehr wissen will.

Whitmont, Edward C., «Die Alchemie des Heilens», Burgdorf Verlag Göttingen, 1993
Gewiß einer der größten lebenden Denker der Homöopathie und der Psychologie legt hier allgemeinverständlich und feinsinnig seine Gedanken zum homöopathischenen Heilen dar. Ein Buch für den, der das subtile Zusammenspiel von Krankheit und Heilung besser verstehen will.

Ali Zukav: Die tanzenden Wu Li Meister, Reinbek 1985, rororo 7910
Ein leicht lesbares Buch zu einem sonst scheinbar schwierigen Thema: der Entwicklung des Denkens der modernen Physik. Dieses Buch ist hervorragend geeignet, in das veränderte Denken der modernen Wissenschaft einzusteigen – und damit in das ähnliche Denken der Homöopathie.

Register